AF315493

TRAITÉ COMPLET

DU

KOIRADAIMATISME DU CHEVAL.

PARIS.—IMP. DE MOQUET ET COMP., 90, RUE DE LA HARPE.

TRAITÉ COMPLET

DU

KOIRADAIMATISME

DU CHEVAL,

VULGAIREMENT CONNU JUSQU'A PRÉSENT (DANS SON ÉTAT AVANCÉ)

SOUS LE NOM IMPROPRE

DE MORVE CHRONIQUE,

Considéré dans tout ce qui y a rapport.

Par M. SAGE,

Vétérinaire de première classe des haras royaux, ancien répétiteur à l'école vétérinaire de Lyon, membre de l'académie de l'industrie française, etc., etc., etc.

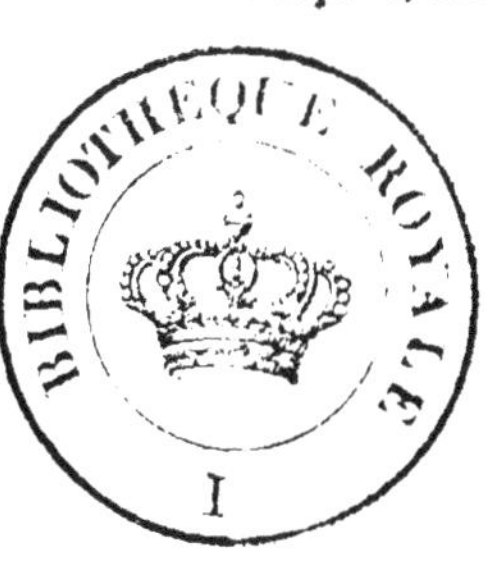

PRIX : 3 FR.

PARIS,

CHEZ J.-B. BAILLIÈRE,

LIBRAIRE DE L'ACADÉMIE ROYALE DE MÉDECINE,

RUE DE L'ÉCOLE-DE-MÉDECINE, 17.

A LONDRES CHEZ H. BAILLIÈRE, 219, REGENT STREET.

1841

À son Excellence

Monsieur

LE MARÉCHAL SOULT,

DUC DE DALMATIE, PAIR DE FRANCE,

Ministre de la guerre, Président du Conseil.

Hommage de Respect,
de son très humble serviteur,

SAGE.

PLAN DE L'OUVRAGE.

Douze chapitres formeront son ensemble.

Le premier comprendra les considérations générales nécessaires à connaître.

Le second aura pour objet la description des symptômes positifs du début de la maladie simplement générale, suivie de l'époque fixe où il faut mettre les animaux en traitement.

Le troisième indiquera le siége premier de la maladie, ainsi que les nouveaux moyens de la reconnaître lorsqu'elle est encore presque toujours curable.

Le quatrième aura encore pour objet la description des symptômes propres à la maladie lorsqu'elle s'est définitivement localisée.

Le cinquième déterminera sa nature spéciale.

Le sixième traitera de sa propriété héréditaire et donnera connaissance de plusieurs faits d'observation pratique à l'appui.

Le septième, de sa propriété non contagieuse et des expériences faites à ce sujet.

Le huitième signalera ses causes spéciales.

Le neuvième contiendra l'exposé des traitements divers employés encore aujourd'hui contre cette maladie.

Le dixième présentera le tableau de deux grandes séries d'expériences que j'ai faites, tendant à obtenir la guérison de cette maladie.

Le onzième fixera son traitement.

Le douzième indiquera les moyens généraux de la prévenir.

Un treizième article sera consacré à l'ouverture de deux paris proposés par l'auteur.

1° pour la non-contagion de cette maladie, du cheval au cheval : 1640 fr.

2° pour la non-contagion de la même maladie du cheval à l'homme : 10,000 fr.

CHAPITRE PREMIER.

CONSIDÉRATIONS GÉNÉRALES IMPORTANTES A CONNAÎTRE.

En présentant cette nouvelle dénomination, la seule désormais justement applicable à cette maladie désastreuse, je n'ai eu d'autre pensée que celle de déterminer d'une manière positive, son véritable siége primitif, ainsi que sa nature spéciale, afin de remplir dans la science vétérinaire une lacune qui, jusqu'à ce jour, a constamment fait varier les praticiens sur son traitement, et qui a été en grande partie la cause incontestablement matérielle, du peu de succès dans sa curation.

J'ai aussi senti le besoin d'arriver enfin à un but essentiel, dans l'intérêt de la science, de l'armée et du pays: celui de marquer une ère nouvelle au traitement, et surtout à la guérison de cette affection, qui fait encore aujourd'hui même leur désolation, en traitant son histoire d'une manière tout à fait nouvelle et jusqu'ici inconnue.

Or je demanderai à tout le monde ce que signifie le mot *morve*, et quelle est la maladie constitutive qu'il dépeint ou qu'il représente?

Croira-t-on peut-être avoir résolu la question, lorsqu'on aura dit que cette affection consiste dans un écoulement muqueux par les naseaux, accompagné de l'engorgement des ganglions lymphatiques inter-maxillaires?

Il n'en sera rien, moins que rien ; puisque ce phénomène maladif est constamment essentiel dans la gourme, le coryza, les angines, le catharre pulmonaire, la phthisie muqueuse; n'importe qu'elle soit laryngée, trachéale ou pulmonaire; et cependant il est bien loin de constituer tout ce qu'on entend par morve; attendu qu'il ne lui est pas exclusivement particulier, qu'il est au contraire commun aux diverses maladies que je viens de citer, et qu'il les caractérise en partie.

Mais un écoulement mucoso-purulent et *sui generis*, par un ou par les deux naseaux dans le koiradaimatisme du cheval, ne saurait être un phénomène essentiel comme dans les affections dont je viens de parler; il n'est absolument ici qu'un effet consécutif et secondaire, que le résultat immédiat d'une maladie générale qui a fini par se localiser; et il ne donne pas pour cela, pas plus que dans les cas précédents, l'idée fixe du siége premier, ni de la nature spéciale de la maladie dont il est la conséquence.

Ainsi, malgré tout mon désir de plaire à mes lecteurs, et même à mes détracteurs, voyant d'un côté l'aberration constante et générale de tous ceux qui jusqu'ici se sont occupés de cette maladie dévastatrice, et de l'autre cette dénomination vide de sens et vicieuse à tant de titres, qui, par conséquent ne saurait être d'aucun secours pour éclaircir une question si importante, en litige depuis des siècles; pressé par le besoin impérieux d'y jeter quelque clarté, j'ai pensé, je crois avec juste raison, qu'il était grandement important à l'intérêt public de lui appliquer un nom radicalement rationel, qui donnât tout à la fois à tout le monde, l'idée juste et de son siége premier et de sa nature spéciale, afin qu'ayant désormais une base fixe qui, jusqu'ici a manqué partout, son traitement devint de plus facile et de plus judicieuse application.

Par conséquent les mots grecs χοιραδες (scrofule,) et αιμα, (sang,) réunis en un seul et francisés, remplissent pleinement ce but, en indiquant très clairement à toutes les intelligences, des individus à sang scrofuleux.

Maintenant en exposant franchement mes vues

sur cette maladie et sur son traitement, j'observerai à tout le monde de ne pas oublier, que je n'ai
pas la prétention de présenter ici des moyens in-
faillibles, un spécifique enfin, par la raison qu'il
n'en existe pas; mais j'ai l'entière conviction qu'en
me suivant, on doit nécessairement et forcément
arriver à mieux.

La méthode que je viens offrir ne saurait pro-
curer d'avantages réellement certains à l'armée et
au pays que lorsqu'elle sera convenablement ap-
pliquée aux animaux et en temps opportun, lorsque la maladie commence à se montrer; c'est-à-
dire à son premier début, lorsqu'elle ne constitue
encore qu'une affection simplement générale et
non définitivement localisée.

Ici l'administration de la guerre trouvera
une économie immense, en ce qu'on triomphera de
cette maladie plus promptement, toujours plus sû-
rement et d'une manière bien plus générale.

Or ce n'est qu'ainsi et sur ce pied seulement,
que j'ai toujours conçu la guérison du koiradaimatisme, dans les régiments et partout.

Puisse Monsieur le Ministre de la guerre consentir à adopter mon opinion et mes renseignements
à cet égard, dans l'intérêt de son département!
Du reste, j'espère qu'à ce sujet mes prévisions doi-

vent se réaliser un jour, attendu qu'on y sera naturellement conduit par la force des choses ; ou
bien il faudra définitivement se résigner à perdre
annuellement pour plus d'un million en chevaux,
par les ravages de cette seule affection.

Dans une brochure (à la vérité tronquée), que j'ai
publiée en 1838, sur cette matière, je disais, page 4,
que ce n'était qu'au début qu'il convenait de trai-
ter cette maladie, pour en obtenir des résultats
heureux : mais ce début n'ayant pas été compris,
n'a pu être par conséquent justement apprécié ;
néanmoins il me paraissait si sensible, que je me
croyais dispensé du soin de le développer, et je re-
grette d'autant plus profondément qu'il ne l'ait pas
été, que cependant je parlais à tout le monde.

Je disais aussi page 14, que lorsque l'engorgement des ganglions lymphatiques inter-maxillaires se présentait avec les caractères qui précisent
cette maladie, on devait rester assuré de sa préexis-
tence, attendu que déjà depuis fort longtemps les
animaux étaient sous cette influence maladive et
qu'il était urgent d'agir sans plus attendre.

Tout cela n'a pas empêché qu'on ait encore passé
outre.

Or, puisque mes idées n'ont été ni saisies ni
appréciées, forcé aujourd'hui de m'expliquer

plus clairement, je dirai que le début de cette maladie doit être considéré sous deux aspects positivement distincts l'un de l'autre.

1° Le premier, et le plus important à connaître, est celui qui appartient à la maladie, lorsqu'elle est encore simplement générale et non encore localisée ; époque à laquelle on nomme sottement douteux les chevaux placés dans ce cas.

J'observerai toutefois, en passant, qu'on envoie très-souvent aux douteux les deux tiers au moins des chevaux qui, examinés plus attentivement et de plus près, n'offriraient aucun doute sur leur véritable situation maladive.

Voilà pourquoi tant de chevaux dits douteux et qui ne l'étaient réellement pas, figurent annuellement sur les contrôles des inspections générales (1).

2° Le second est celui qui lui est propre lorsque la maladie s'est définitivement localisée, et qu'elle s'accompagne de son hideux et dégoûtant cortége.

Notez bien surtout et n'allez pas perdre de vue, que ce n'est que dans ce dernier état qu'on prétend reconnaître l'existence positive de cette maladie.

---

(1) Dans le chapitre troisième, j'indiquerai les moyens de mettre un terme assuré à ce doute fâcheux, cause constante de pertes considérables.

A cette époque il n'existe à la vérité plus de doutes à cet égard ; c'est bien elle ; mais en revanche, n'y a-t-il aussi plus de moyens de la guérir.

Je demanderai donc maintenant quel mérite il y a en faveur de la science, et quel avantage peuvent retirer l'armée et le pays de cette science qui ne sait reconnaître l'existence d'une maladie que lorsqu'elle-même ne peut plus, ne sait plus la guérir ?

Comme on le voit, le mérite est nul, et la science inutile.

Mais un savoir moins brillant ; il est vrai, mais plus modestement positif, qui indiquerait à M. le Ministre de la guerre et au pays les moyens de reconnaître l'existence de cette maladie meurtrière, lorsqu'elle présente encore des chances toujours certaines de guérison, serait, je le pense, celui exclusivement à suivre et à adopter ; par la raison qu'il serait sans aucun doute, essentiellement utile et avantageux à l'armée et au pays.

C'est sur ce point de la plus haute importance que je pèserai fortement dans l'intérêt des deux ; car je soutiens qu'il est impossible à l'homme le plus pénétrant de préciser la gravité et la profondeur des lésions organiques, lorsque cette ma-

ladie est localisée, attendu qu'elles ne sont appréciables ni à l'œil ni au tact; que l'état chancreux
de la pituitaire précède ou accompagne souvent
dès le principe, l'écoulement mucoso-purulent par
les naseaux, et que dans ce cas, personne n'ignore
qu'il n'existe aucun médicament capable de remplacer, ni de reconstituer des organes déjà détruits,
et qui enfin n'existent plus.

Qu'on établisse ensuite et comme on l'entendra,
plusieurs espèces de koiradaimatismes; peu m'importe : je répondrai simplement aux hommes instruits et justement consciencieux (sans m'occuper des autres), après de mûrs réflexions, que
ce ne sont que des nuances, des variétés, des
conséquences forcées d'une seule et même affection générale, qui s'est plus ou moins promptement et intensément localisée, soit par rapport à
la diversité et au plus grand nombre réuni des
causes productrices, comme aussi eu égard à la
position respective des sujets, n'importe dans quel
sens; mais que les moyens à leur opposer ne doivent pas moins en être les mêmes partout, c'est-
à-dire reposer sur les mêmes bases, et qu'ils auront partout une portée également respective.

CHAPITRE SECOND.

Symptômes du début du koiradaimatisme, simplement général.

———

Époque où l'on doit mettre les chevaux en traitement, pour obtenir une guérison établie sur une large échelle.

1° Engorgement des ganglions lymphatiques inter-maxillaires, d'un côté ou de l'autre, ou des deux à la fois, ou vers le centre allongé de cette cavité extérieure; quelquefois légèrement, mais très-rarement douloureux, d'une manière vive en principe, passant promptement à l'état de froideur et d'indolence, sans tendance jamais à l'abcéda-tion; granulés parfois, devenant durs, toujours plus profonds et distincts les uns des autres, comme aussi des tissus qui les environnent, excepté par leur base qui, dès leur principe, adhère profondément et plus ou moins fortement en rai-son de leur ancienneté, adhérence devenant tou-jours de plus en plus tenace, ces ganglions se re-tirant constamment sur eux-mêmes en se rappro-

2

chant du maxillaire avec lequel ils sembleraient vouloir adhérer encore.

2° Regard terne et noyé, yeux chassieux, membrane pituitaire d'un rose lavé, légèrement jaunâtre, souvent pâle, blafarde et comme glacée, parfois même chagrinée; poil terne, hérissé, brûlé, crasseux; conservation de l'appétit, de la gaîté, de la vigueur, de la force. . . . fièvre nulle.

Voilà précisément l'état où se trouvent quelques chevaux qu'on envoie aux douteux; (car le plus grand nombre y arrive sans présenter des symptômes aussi graves et aussi dessinés; aussi ne tardent-ils pas à en sortir par une raison trop simple pour être appuyée d'un commentaire détaillé; c'est qu'on savait fort bien que leur position maladive n'était pas douteuse.)

Eh bien, je soutiens que les chevaux qui présentent les phénomènes que je viens de dépeindre, et qui arrivent aux douteux avec de tels symptômes, sont koiradaimatiques, et koiradaimatiques curables, si on les soumet immédiatement au traitement que je vais prescrire.

Vainement quelques théoriciens, habiles dans l'art d'écrire, mais pour l'ordinaire presque entièrement dépourvus de connaissances pratiques, et ensuite quelques routiniers dont le système consiste à ne jamais modifier celui qu'ils ont embrassé, malgré les progrès de la science, m'objecteront ensemble qu'à tous ces signes là ils ne reconnaissent pas l'existence du koiradaimatisme.

Je leur répondrai simplement :

1° Je le crois, parce que ni les uns ni les autres ne sont pas du tout disposés à se rendre franchement à l'évidence, parce que ce n'est pas le fruit de leurs observations, et que ce n'est pas même à leur portée.

2° Je le crois encore : par la raison toute simple, qu'il a été jusqu'à ce jour pour eux tous, entièrement méconnu dans son origine, attendu que, toutes les descriptions connues de cette affection reposant sur une seule et même base, (l'histoire absurde des degrés), il a fallu pour constater sa présence, attendre le complément de tous les phénomènes avancés qui caractérisent même son incurabilité.

3° Je le crois enfin, parce qu'il existe dans l'enseignement une cause matérielle, c'est-à-dire, un vice radical que voici : C'est que jusqu'au moment où j'écris, personne n'a précisé l'état des symptômes du début de cette maladie, lorsqu'elle était encore simplement générale ; tandis qu'on s'est au contraire toujours aveuglément entêté et acharné à ne vouloir la reconnaître existante, que lorsque tous les désordres et toutes les désorganisations profondes et forcées, entraînées par sa localisation, l'ont rendue si patente, qu'il ne restait plus ou presque plus de moyens de la guérir.

Ainsi donc ces deux situations maladives, bien différentes l'une de l'autre, si importantes à connaître et à bien distinguer pour arriver à la guérir, n'ont été jusqu'à moi, établies par personne.

Dès lors il m'est permis de dire que c'est pour ne l'avoir pas étudié d'assez près, qu'on a méconnu jusqu'à présent l'existence du koiradaimatisme lorsqu'il était presque toujours curable, et qu'on n'a su le reconnaître, que lorsque dans la majorité des cas, il ne l'était déjà plus.

Or, il ne faut plus s'étonner de voir les écoles vétérinaires professer encore aujourd'hui même son incurabilité, malgré le mérite et les connaissances approfondies des professeurs. Cela tient d'abord à ce que depuis longues années la correspondance des praticiens avec les écoles, sur cette matière a été presque nulle ; et ensuite parce qu'elles n'ont jamais eu à leur disposition des sujets dont la cure pouvait être entreprise avec quelques chances de succès, et dont le résultat eût apporté des lumières nouvelles sur le traitement de cette affection. Tout le monde sait au contraire que les écoles n'ont jamais pu en tenter la guérison que sur des sujets dont l'état rendait la chose impossible, attendu qu'on les y conduisait toujours trop tard, c'est-à-dire quand la maladie était gravement localisée, par conséquent incurable.

Mais j'ai la certitude qu'en réfléchissant mûrement aujourd'hui à ce que je vais en dire, et en suivant avec discernement mes prescriptions à son égard, il n'en sera plus longtemps ainsi, et que bientôt on arrivera forcément à s'en débarrasser pour toujours dans les régiments ; malgré toute l'aversion et le mauvais vouloir de quelques esprits rétrécis (heureusement en petit nombre), pour l'adoption de choses nouvelles, quelqu'avantageuses qu'elles puissent être ou devenir à tout un pays.

Maintenant, à mon tour, je me permettrai de demander à ces hommes réellement et éminemment savants, mais qui, pratiquant très peu, ne sauraient être observateurs judicieux et profonds, quelles sont les maladies catarrhales intenses, pouvant, momentanément, simuler le koiradaimatisme, où de pareils phénomènes se présentent, sans plénitude et élévation du pouls, sans chaleur plus prononcée de la peau, sans rougeur générale et plus vive des muqueuses, sans tristesse, sans inappétence, sans soif ardente, sans sécheresse des matières fécales, sans rareté, épaississement et couleur foncée des urines, sans fièvre appréciable enfin ?

Il n'en existe pas.

Tandis que dans le début du koiradaimatisme, rien de tout cela n'a lieu. Le cheval conserve, malgré tout, et en dépit de lésions organiques souvent incurables, toujours son appétit, sa gaité, son embonpoint, souvent même pendant bien longtemps encore, sa vigueur et sa force.

Or à ces signes non équivoques il est impossible de le méconnaître, et avec d'autant plus de raison, que les annales même récentes de la médecine vétérinaire ne rapportent pas un seul fait du plus léger mouvement fébrile dans cette circonstance ; car s'il a jamais existé, (ce qui pourrait être,) il n'a du moins pas été apprécié ; puisqu'il a constamment échappé à l'observation des praticiens.

Époque où il faut mettre les animaux en traitement.

Après un exposé si clair et si positif des symptômes particuliers au début de cette maladie encore simplement générale, il est aisé d'en conclure que c'est alors la seule époque réellement avantageuse à l'armée, où il soit urgent de mettre les chevaux en traitement.

1° Parce que dès ce moment on préviendra incontestablement la phthisie presque toujours constante et si variée de la pituitaire, et ses désorganisations profondes pour l'ordinaire incurables, qui sont la conséquence inévitable d'un état maladif plus avancé.

Or, tout le monde médical connaît la haute portée des phthisies muqueuses ; car malgré le temps toujours très long qu'il faut pour en obtenir la guérison, on sait fort bien, du reste, qu'elles ne sont pas encore toujours curables.

2° Parceque par cette même raison, il faudra bien moins de temps, beaucoup moins de dépenses, et qu'on obtiendra alors une guérison généralement certaine.

3° Parcequ'enfin ne donnant pas à la maladie le temps de se localiser gravement, elle disparaîtra nécessairement des régiments, et la mortalité cessera tout-à-fait.

En définitive, je ne saurais trop supplier Monsieur le Ministre de la guerre d'accueillir favora-

blement, et de mettre à profit mes justes et profondes réflexions sur un point si éminemment
important au bien de son département ; attendu
que son Excellence, sait fort bien tout autant
que personne, qu'il ne sagit pas d'attendre qu'un
organe essentiel à l'existence ait disparu, pour
vouloir chercher à le réhabiliter. La chose étant
physiquement et moralement impossible, une telle
prétention serait non-seulement du dernier ridicule, mais à juste titre taxée de folie.

CHAPITRE TROISIÈME.

SIÉGE DU KOIRADAIMATISME.

Exposé des nouveaux moyens assurés de reconnaître son existence, lorsqu'il est encore presque toujours curable.

Après avoir porté mes regards et toutes mes pensées vers les sources de la vie, c'est-à-dire vers le sang et sa constitution, je l'avais jugé avec fondement, lui seul malade en principe, tant par l'effet et le résultat de mauvaises hématoses, que par le concours d'une foule de causes débilitantes ; position inhérente à l'état où se trouve constamment réduit et condamné à vivre, le cheval militaire.

Je suis aujourd'hui d'autant plus fondé et fixé dans ce raisonnement, que de nouvelles études de ce fluide sont venues le corroborer de preuves irrécusables ; qu'il est prouvé qu'on parvient à le régénérer par une nourriture très confortable, une hygiène bien conçue et un traitement approprié à son état ; qu'on dégrève sensiblement et progressivement les animaux de la faiblesse générale qui

les atterre dans cette circonstance, qu'ils repren-
nent de l'embonpoint, de la vigueur, de la force,
et sont enfin ramenés par tous ces moyens réunis,
à l'état complet de la santé.

Or, j'avance et je soutiens, preuves en mains,
que le siége constamment premier du koiradaimatisme git dans le sang, dont la constitution
asthénique et débile, provoquée par la longanimité et l'impression profonde des causes qui ont
amené cet état, donne lieu aux fâcheuses conséquences qui nous occupent ici.

Car quel autre élément vital que le sang, serait
capable de produire et d'entretenir de semblables
désordres, de telles désorganisations ?

Il n'en existe pas.

Pour lever maintenant tous les doutes à cet égard,
et pour arriver enfin à me faire comprendre,
qu'on fasse l'expérience suivante, et l'on reconnaîtra instantanément koiradaimatiques des chevaux
que par suite d'un examen ordinaire on aurait
tout simplement jugés douteux.

On sait que le sang, après sa sortie de la jugulaire, met plus ou moins de temps pour se coaguler
et varie en proportion dans les deux caillots diver-

sement colorés, soit que la saignée soit vive ou
lente, soit par rapport à la température, soit par
rapport à la grandeur, à la forme, à la matière
même qui compose le vase qui le reçoit, soit à
cause de l'état récent ou ancien de la maladie,
comme aussi eu égard encore à l'âge, au tempérament, à la force ou à la faiblesse des sujets.

Ainsi, qu'on tire de la jugulaire d'un cheval
militaire, présentant tous les symptômes que je
viens d'exposer, et qui caractérisent le début du
koiradaimatisme, une livre de sang:

Qu'on en fasse autant sur des chevaux de particuliers qui seraient glandés pour cause de coryza,
de gourme, d'angines, de catarrhe pulmonaire au
début, et l'on obtiendra les résultats suivants (1):

Dans ces quatre derniers cas, le sang reçu dans
un vase cylindrique, (un bidon en fer blanc ,) et
aussitôt que sa coagulation sera complète, présentera l'aspect physique suivant:

La masse entière réunie offrira deux nuances

(1) J'établis cette comparaison, pour prouver à tout le monde
que le sang chez le cheval militaire est toujours beaucoup moins
riche que chez les chevaux des particuliers: parceque ceux-ci
travaillent plus régulièrement, que leurs forces ne sont jamais
excédées, qu'ils respirent plus long temps un meilleur air ; qu'ils
sont mieux nourris, mieux traités, conséquemment plus aimés.

différentes, par conséquent deux caillots faciles à séparer l'un de l'autre.

L'inférieur d'un rouge homogène assez vif, fibrineux et fortement compact, formera à lui seul les huit dixièmes environ de l'ensemble.

Le caillot supérieur, d'un jaune légèrement ocracé, présentera fort peu de consistance.

Si l'on expose maintenant et sur le sol ces deux caillots réunis et dans ce premier état de coagulation, la disparution presque totale du caillot supérieur ne se fera pas attendre; tandis que le caillot rouge inférieur restera fort longtemps encore sur le sol, jouissant de toute sa solidité, de toute sa fermeté, et ne disparaîtra qu'à la longue, encore d'une manière incomplète; car si la température est élevée, sa partie fibrineuse se desséchera et acquerra presqu'autant de dureté qu'un corps musculaire, surtout si on les expose ensemble à l'ardeur d'un soleil brûlant.

L'opposé a tout-à-fait lieu dans le dernier cas; (cas de douteux-morveux; mais positivement koiradaimatiques).

Ici le sang reçu dans un des n.êmes vases qu¡ auront servi aux essais précédents, présentera l'aspect et la constitution physiques que voici:

La coagulation étant devenue complète comme

dans les quatre autres cas, et la nuance des deux caillots parfaitement distincte l'une de l'autre;

Le supérieur, d'un jaune blanc nacré, formera généralement à lui seul la moitié, quelquefois même les deux tiers de la masse, restera constamment dur, ferme et comme carnifié; tandis que le caillot inférieur d'un rouge noir très-foncé sera totalement dépourvu de toute espèce de consistance.

Si, comme dans les cas précédents, on expose encore à l'air et sur le sol ces deux caillots réunis et dans ce premier état de coagulation, le supérieur restera fort long temps le même, jouissant toujours de toute sa fermeté, de toute sa dureté, tandisque le caillot inférieur, privé de toute consistance, ne laissera de son existence sur ce même sol, d'autres traces, que celles de sa partie colorante.

Si comme encore dans les cas précédents, on laisse à une température élevée, à l'ardeur d'un soleil brûlant, par exemple, ce caillot blanc nacré, il acquerra encore toute la dureté d'un corps musculaire.

Qu'on réfute, si on l'ose, la vérité de ce fidèle exposé; ce sont ici des faits, des preuves authentiques, que peuvent attester tous ceux qui, comme moi, ont voulu en vérifier la réalité.

On voit par là l'énorme différence qui existe entre

le sang des chevaux koiradaimatiques, et celui des autres chevaux dans d'autres positions maladives, qui, au premier coup d'œil, pourraient simuler la première de ces affections; car dans le koiradaima-tisme avancé, le caillot blanc nacré forme pour l'or-dinaire à lui seul les quatre cinquièmes de la masse.

Chez les chevaux entretenus par l'administra-tion des haras royaux, auxquels on pratique de temps à autre, des saignées déplétives, on n'aper-çoit ni l'un ni l'autre de ces deux phénomènes dans le sang qu'on leur enlève: jamais deux nuances dans ce sang, lorsqu'il est coagulé. Sa masse tout entière est toujours d'un beau rouge, homogène partout, et riche dans toutes ses proportions. Voilà sans replique, je crois, un exemple frappant de l'in-fluence d'une bonne et abondante nourriture, ainsi que d'une hygiène bien conçue, et surtout bien exécutée.

Dans le koiradaimatisme avancé, il m'est arrivé nombre de fois de rencontrer le faible et minime caillot rouge noir, fortement strié de blanc.

J'ai observé en outre quelquefois encore, chez des animaux abattus pour cause d'incurabilité de cette affection, que le sang contenu dans l'aorte primitive, présentait de larges et épaisses stries blanches, à l'instar de celles reconnues dans le sang veineux de beaucoup d'autres sujets, abattus pour le même motif.

J'ai du reste remarqué des phénomènes à peu près semblables dans les affections farcineuses intenses, que je considère comme une des variétés de cette maladie ; car on les voit souvent régner alternativement et consécutivement sur le même sujet l'une après l'autre indistinctement, quelquefois même simultanément, n'importe laquelle des deux se soit montrée la première.

Ainsi donc, quand le sang artériel est ainsi constitué, ainsi décoloré, qu'il a perdu l'homogénéité du brillant vermeil qui caractérise sa richesse, il ne faut plus rester étonné que le sang veineux soit si pauvre, et l'existence impossible. Certes, un tel sang est sans doute bien de nature à entraîner une lente, mais bien certaine destruction.

En voilà assez, je pense, quant à l'aspect et à la constitution physiques du sang, pour que personne désormais ne puisse douter de sa situation maladive asthénique et appauvrie.

Mais si nous passons maintenant à l'examen des bases élémentaires de ce fluide, comparées à celles provenant du sang d'un cheval parfaitement sain, nous y verrons des choses tout aussi étranges encore, soit sous le rapport de la diminution, ou de l'augmentation, soit même sous celui de l'absence totale de certaines de ces mêmes bases.

1° Ainsi, l'hématine ou hématosine, qui dans le sang d'un cheval sain, représente cent-soixante-trois parties sur mille, et qui, dans le sang riche et généreux, s'y trouve jusqu'à cent soixante-et-quinze, se trouve ici réduite à cinquante-sept seulement :

Conséquemment, diminution de cent-dix-huit parties.

2° L'eau, dont les proportions y sont fixées généralement à sept-cent-cinquante-cinq, s'y rencontre dans les proportions de huit-cent-soixante-trois.

Donc augmentation de cent-vingt-trois parties.

3° L'osmazome ne saurait y être reconnue.

4° L'oxide fer n'y existe plus.

5° La fibrine a totalement disparu du caillot rouge noir.

6° Diminution considérable de sels alcalins.

Aussi a-t-il perdu l'odeur qu'on lui connaît, ainsi que toute sa saveur; car si l'on veut s'assurer de son insipidité, même dégoûtante, il ne s'agit que de le mâcher assez longtemps et à plusieurs reprises, comparativement au sang généreux provenant de chevaux sains, et l'on reconnaîtra aussitôt l'énorme différence qui le distingue; c'est une épreuve toute simple que tout le monde peut faire.

Je ne saurais terminer le tableau de cette différence du sang dans cette situation maladive, sans faire ici une réflexion de toute justesse, sur un point essentiel qui ne me paraît pas encore du tout coulé à fond par la chimie, et d'y joindre mon opinion personnelle, qui, du reste, est partagée par des hommes éminemment savants que je m'abstiendrai de nommer.

Il me paraît extraordinairement étonnant que la lymphe, qui fait incontestablement partie intégrante du sang, n'ait jamais été signalée dans ce fluide, par aucun des auteurs qui l'ont analysé.

Qu'est-elle devenue après avoir été versée dans sa masse? C'est ce que personne n'a dit.

Pour mon compte, j'avance que dans le koiradaimatisme du cheval, le caillot supérieur jaune ou blanc nacré du sang, n'est autre chose que de la lymphe; puisque, comme elle, il prend une teinte pourprée par le contact de l'acide carbonique, et qu'il contracte une couleur rutilante si on le plonge dans l'oxygène.

J'attendrai que de nouvelles et plus complètes analyses de ce fluide viennent plus tard me prouver que j'ai tort: ce que je ne crois pas.

CHAPITRE QUATRIÈME.

SYMPTOMES DU KOIRADAIMATISME LOCALISÉ.

En outre des symptômes précédemment décrits appartenant au début de l'affection générale, arrivent les phénomènes suivants intenses, qui indiquent désormais sa localisation.

1° Écoulement d'une matière mucoso-purulente et *sui generis,* le plus ordinairement par un seul naseau, tantôt à droite, tantôt à gauche, rarement par les deux à la fois, en principe de couleur d'un jaune verdâtre, puis d'un jaune blanchâtre, plus tard grisâtre, purulente, grumeleuse, et parsemée par fois de stries sanguinolentes, devenant toujours plus abondante, plus épaisse et plus adhérente aux bords des naseaux, s'y déchessant et s'y durcissant promptement, et répandant pour l'ordinaire, une odeur repoussante, particulière à cette affection, qu'aucune autre ne représente, et que le praticien observateur reconnaît toujours très bien.

Telle est la marche ordinaire successive et progressive de l'écoulement.

2° Pâleur générale des muqueuses ; la pituitaire, plus blafarde que les autres, s'engorge, s'infiltre, s'épaissit peu à peu, devient d'abord chagrinée, quelquefois rugueuse, puis glacée, et donne lieu à un enchiffrènement remarquable.

Chez les sujets où la maladie marche lentement, et qui par conséquent date de loin, on aperçoit par fois quelques tubercules à travers lesquels certains finissent par s'abcéder et constituer des chancres milliaires ; d'autres se durcissent sans jamais s'abcéder, et acquièrent une telle consistance squirrheuse, que le bistouri a de la peine à les diviser.

A cet état, qui fixe désormais la phthisie de la pituitaire, succède une désorganisation profonde et générale de tous les organes du nez, très variable, et souvent difficile à dépeindre, mais qui marque irrévocablement la perte des sujets, quelle que soit la longanimité de sa durée.

Chez d'autres, où la marche de l'affection est plus prompte, l'apparition de chancres larges et à bords renversés, squirrheux et bleuâtres, quelquefois noirâtres, ne se fait pas attendre. A ce prélude du coryza gangréneux, (improprement nommé

encore morve aiguë,) succèdent rapidement l'engorgement des parties inférieures de la tête jusqu'aux tempes, l'odeur infecte et cadavéreuse de
l'air expiré, le boursoffluement des ailes du nez,
le sifflement et la difficulté de la respiration pro-
voqués par l'obstruction des voies nasales, la ré-
traction des flancs, l'engorgement énorme des
membres, l'apparition de bubons farcineux d'où
découle un ichor infect ; et tout cela a lieu d'une
manière d'autant plus effrayante qu'elle est prompte, et que la douloureuse et affreuse existence de
ces malheureux animaux se termine en très peu
de temps dans des convulsions horribles.

Il est à remarquer que dans ce cas, l'écoulement
qui a lieu par les naseaux est une sanie ichoreuse
infecte.

Voilà pourtant le dégoûtant tableau des symptômes
successifs et progressifs de cette affection hideuse.

Néanmoins cette marche est loin d'être, dans la
majorité des cas, toujours également uniforme;
car, comme toutes les affections localisées, celle-ci
offre aussi ses variétés. Il en est une entre
autres essentiellement remarquable ; mais cependant assez rare, et d'autant plus grave, qu'elle a
pu par son existence longtemps occulte, donner

lieu à de profondes lésions et à des désorganisations
incurables :

Je veux parler de celle qu'on désigne encore
improprement sous le nom de morve sèche ; je dis
improprement, parceque si on l'a ainsi qualifiée,
c'est que pour l'ordinaire dans les régiments, ces
animaux stagnent dans les infirmeries, et ne jet-
tent par conséquent pas ou presque pas ; mais si
on leur fait faire de longues promenades, le jetage par un et le plus souvent par les [deux naseaux
est aussitôt immédiat,

J'ai démontré la preuve de ce que j'avance là, en
1839, à Nancy, sur un cheval appartenant au 2me
de carabiniers, qui, m'ayant été livré en expérience
par ce régiment, se trouvait alors glandé et chancré,
mais ne présentait pas le moindre signe de jetage,
le 17 avril, jour où il me fut remis. Soumis le lendemain à de longues promenades, il jetait abondamment par les deux naseaux, le premier mai
suivant, treize jours après sa mise en traitement.
Il présentait donc alors tous les symptômes de
cette affection, arrivée à un dernier état.

Ce serait néanmoins une erreur de le croire ;
parceque ce jettage tout récent n'eut pas le temps
de contracter un mauvais caractère, l'animal étant
en traitement ; la pituitaire ne put non plus s'in-

filtrer ni s'épaissir, par la même raison ; et le cheval fut rendu parfaitement guéri, le 15 août suivant, quatre mois après m'avoir été confié.

Cette variété d'affection débute ordinairement par l'ulcération de la pituitaire ou d'un côté ou de l'autre, ou des deux côtés à la fois ; mais l'engorgement des ganglions lymphatiques inter-maxillaires accompagne toujours cet état ; et le jetage est le dernier phénomène maladif qui se présente.

Dans cette variété d'affection, les animaux maigrissent assez promptement et arrivent plus tôt au marasme et à la mort.

Je crois m'être assez longuement expliqué quant aux symptômes de cette maladie, à l'exception près de quelques nuances de trop légère considération, pour être d'une appréciation intéressante.

CHAPITRE CINQUIÈME.

Nature du koiradaimatisme.

Après avoir infructueusement essayé pendant
longues années sur un grand nombre de chevaux
atteints de cette affection à un état très-avancé,
de tous les médicaments préconisés contre elle et
connus jusqu'alors, obligé de les faire abattre en
désespoir de cause, je dus alors examiner avec
soin tous les désordres et toutes les désorganisations qu'elle pouvait produire, afin de pouvoir arriver à décéler sa véritable nature.

Ce fut après avoir récapitulé mes observations
et m'en être rendu un compte exact, tant pendant
la durée de la maladie, qu'en considération du caractère particulier des lésions morbides tracées
sur les cadavres, que, ne voyant dans les cadres
nosologiques de la médecine vétérinaire, aucune
autre maladie décrite qui eût avec elle la moindre
ressemblance, le moindre rapport en aucun sens,
je fus tout naturellement conduit à la comparer
au scrofule de l'homme, n'importe le point

que la nature se fût choisi pour émonctoire; tant je trouvai de similitude entr'elles, soit dans l'état général des systèmes lymphatique et muqueux nasal, soit dans celui du système glandulaire , soit dans la marche lente et destructive de ces deux affections, soit dans les causes générales et particulières qui la provoquent, soit enfin par leur mode de terminaison et leurs lésions organiques identiques à l'ouverture des cadavres, lorsque dans les deux espèces, ces deux affections se trouvent abandonnées aux seuls efforts de la nature.

Je conçus dès lors et avec raison, que ce ne pouvait être une maladie locale comme on nous l'avait professé; mais bien plutôt une affection générale qui devait nécessairement prendre son origine ailleurs que dans l'irritation asthénique locale, l'épaississement et l'ulcération de la membrane pituitaire , ainsi que dans le renflement variqueux des vaisseaux lymphatiques qui y aboutissent et rampent sur toute son étendue; plus haut que dans l'engorgement, l'indolence, l'induration et l'adhérence des ganglions lymphatiques intermaxillaires et autres corps de même nature placés ailleurs, plus haut encore que dans l'altération tuberculeuse des poumons, les divers engorgements des membres, les douleurs avec gonflement des articulations, les claudications momentanées et souvent constantes.

Je considérai dès cet instant tous ces phénomènes comme des conséquences résultant d'une affection générale plus grave et plus éminemment placée, et avec d'autant plus de fondement, qu'elle offre, comme le scrofule humain, ses variétés aussi, n'importe sous quel rapport on la considère : car, en suivant sa marche variée, on voit des chevaux koiradaimatiques lorsque l'état de localisation est arrivé, glandés et jetant seulement par un seul naseau, tantôt à droite, tantôt à gauche, et sans tubercules ni chancres apparents sur la pituitaire; d'autres, glandés des deux côtés et jetant des deux côtés en même temps, sans tubercules ni chancres apparents encore; d'autres, jetant par un ou les deux côtés, avec glandes, tubercules ou chancres soit d'un côté soit de l'autre, quelquefois avec glandes, tubercules et chancres des deux côtés en même temps; d'autres enfin sans jetage aucun, mais avec glandes, tubercules ou chancres ou d'un côté ou de l'autre, d'autres fois avec glandes, tubercules et chancres des deux côtés à la fois; état qui est plus tard suivi de jetage d'un côté ou de l'autre, et en définitive des deux côtés à la fois.

Qu'on explique maintenant si l'on peut et comme

on l'entendra, cette anomalie des symptômes d'une seule et même affection; mais il n'en restera pas moins constant qu'il est bien positif que ces variétés existent, qu'elles sont connues de tout le monde, et que cette maladie présente dans cette position de choses, toutes les conséquences des affections générales, qui ont enfin fini par se localiser gravement.

On sent fort bien, d'après ce véridique exposé, tout le sot et odieux ridicule dont se sont couverts de tous les temps, ceux qui ont eu la prétention de vouloir préciser à cette maladie, trois périodes ou degrés qui ne sauraient exister.

De cette erreur propagée, il est résulté qu'il existe encore aujourd'hui (malheureusement en trop grand nombre), des hommes assez confiants en ces vieilles et stupides doctrines, qui ne veulent pas en démordre, en dépit même de la plus patente évidence; mais dans aucun cas, on ne saurait leur en faire aucun tort; attendu que jusqu'ici cette maladie a toujours été mal dépeinte et mal décrite.

Solleysel est le premier hippiatre français qui l'ait ainsi considérée, et malgré l'absurde exposé de ses idées, comme de ses détails à ce sujet, dont le temps et la science ont du reste depuis longtemps fait justice; on aurait néanmoins mieux fait, au lieu de ridiculiser ce qu'il en disait de mauvais, de chercher à tirer avantageusement parti de ce qu'il en avait dit de vrai.

De nos jours encore, certain professeur vétérinaire de la plus haute distinction en matières hippiatriques (1), et plus heureusement doté que Solleysel, pour expérimenter dans tous les sens, a savamment partagé et adopté cette opinion sur la nature de cette affection, la seule qu'on puisse rationnellement lui attribuer désormais.

Ainsi, arrivés au point où nous en sommes, vu les symptômes de la maladie, sa marche, sa terminaison et l'état des lésions morbides après la mort des sujets, vu qu'il n'existe aucun rapport entr'elles et toutes les autres maladies connues et déjà décrites; qu'il est au contraire positivement vrai qu'il y a une identité remarquable et frappante entr'elle et certaines affections scrofuleuses de l'espèce humaine; vu sa transmission par hérédité et non par contagion; vu que les mêmes causes qui produisent le scrofule chez l'homme provoquent également le koiradaimatisme du cheval; vu que les mêmes moyens à l'aide desquels on

(1) M. Dupuy.

parvient à guérir certains états scrofuleux chez l'espèce humaine obtiennent aussi la guérison du koiradaimatisme du cheval ; il est temps d'en finir avec les mots et les phrases inutiles, qui n'ont d'autres avantages que de faire briller l'esprit de quelques théoriciens dont les raisonnements spécieux sont toujours nuisibles à l'avancement de la science et au bien du pays, et se rendre enfin à l'évidence.

Or, je tranche à cet égard toute indécision, et par conséquent la question :

Non, cette maladie n'a point d'autre nature que celle que je viens de préciser. Le koiradaimatisme du cheval est un véritable état scrofuleux chez cette espèce d'animaux : et je redoute d'autant moins de l'assurer ainsi, que je n'éprouverai jamais la crainte qu'on puisse me prouver le contraire.

CHAPITRE SIXIÈME.

PROPRIÉTÉ HÉRÉDITAIRE DU KOIRADAIMATISME.

Première observation.

En 1829, un roulier, possesseur d'un fort cheval de limon, de race percheronne, atteint du koiradaimatisme depuis environ deux ans, fit saillir par lui, trois juments qui lui appartenaient.

La plus âgée ne fut point fécondée ; les deux autres lui donnèrent deux poulains qui naquirent glandés.

L'un fut atteint au bout d'une vingtaine de jours, d'un écoulement par les deux naseaux d'une matière blanchâtre, filante, légèrement adhérente et d'une odeur aigrelette, qui dura près de deux mois et qui, enfin se termina avec des soins ; mais il demeura toujours glandé, conserva les membres postérieurs engorgés et œdémateux, et quoique provenant de parents robustes et de taille élevée, il resta petit, chétif, toussant constamment, et arrivé à l'âge de quatre ans, il avait l'air si étiolé que, n'étant propre à aucun service, il fut vendu à vil prix et mourut peu de temps après d'un farcin général intense.

L'autre, quoiqu'assez fortement glandé, ne fut point atteint de jetage ; mais affecté d'une toux faible et presque continuelle ; il resta rabougri, délicat, maigre, fut atteint d'ophthalmie scrofuleuse, perdit complètement la vue et mourut à l'âge de quatre ans et demi, de la phthisie pulmonaire tuberculeuse, malgré tous les soins qui lui furent donnés.

Nota. Qu'on remarque bien surtout qu'aucune de ces trois juments n'a jamais montré le moindre signe de cette maladie.

Deuxième observation.

Une jument grise, ardennaise, appartenant à un marchand de chevaux, atteinte de la même affection depuis plus d'un an, mit bas un poulain glandé en naissant qui, au bout de deux mois fut atteint de jetage par les deux naseaux, d'une matière visqueuse, d'un blanc verdâtre, et adhérente.

La pituitaire était pâle, légèrement infiltrée, mais sans chancres ; et ce poulain, mal soigné du reste, abandonné avec sa mère dans les pacages à toutes les intempéries de l'arrière-saison et dans un climat brusquement changeant, mourut avec tous les caractères de la phthisie pulmonaire, à l'âge de sept à huit mois.

Troisième observation.

Chez un des plus grands éleveurs de chevaux de la France, se trouvait une jument nommée Corinne, affectée depuis fort long-temps d'une toux faible et dans un état de maigreur remarquable, toux qui avait résisté à tous les traitements ; elle était d'ailleurs sujette à de fréquentes et violentes coliques, sans causes appréciables, et mourut en 1831 complétement phthisique.

Elle avait mis bas, en 1827, une pouliche qu'on nomma Coralie. Celle-ci, livrée à la reproduction, douée d'une constitution frèle et délicate, toussait presque constamment ; elle donna trois produits si chétifs, si étiolés, pour ainsi dire, et d'une si mince valeur qu'ils furent, ainsi que leur mère, vendus presque pour rien.

Corinne avait donné, en 1828 et 1829, deux autres produits qui, pour des motifs tout-à-fait analogues, furent aussi vendus et avec tout aussi peu d'avantages. Mais en 1830, elle donna une pouliche qui, pendant long-temps eut des engorgements froids et œdémateux aux membres postérieurs, dont la ténacité les avait fait résister à divers traitements, pour céder plus tard aux frictions réitérées de pommade hydriodique très forte.

Celle-ci, livrée à la reproduction, donna en 1835, un poulain qui, quoique très chétif du reste, fut atteint à l'âge d'un an, sans causes connues, d'une claudication intermittente, suivie long temps après, d'un engorgement d'abord froid, puis d'un gonflement osseux sur tout le pourtour du genou gauche, à tel point que l'articulation s'enkylosa, malgré l'application du feu à plusieurs reprises.

La même jument mit bas en 1837, une pouliche qui, à l'âge de quatre mois, fut atteinte d'un farcin si intense, qu'elle mourut dans un état de pourriture et de décomposition générales.

La même jument mit bas, en 1838, une pouliche glandée en naissant qui, à l'âge d'un mois, boite subitement d'un membre postérieur. Le lendemain on remarque un engorgement froid sur le boulet postérieur droit, qui cède et disparait totalement après quelques frictions spiritueuses. Huit jours après être guérie, elle boite encore de nouveau, et présente un engorgement chaud et très douloureux, sur toute la cuisse droite, s'étendant en avant des mamelles, qui est lui-même bientôt

suivi d'apparition de boutons farcineux, s'étendant jusqu'à l'ombilic.

Ces deux jeunes animaux n'avaient cependant
encore communiqué qu'avec leur mère ; ils n'a-
vaient pu par conséquent contracter cette affection
par contagion : ils portaient donc, en naissant, le
germe de cette maladie.

Qu'on retorque, s'il est possible et si on l'ose,
cette série d'observations sur une seule et même
famille de valétudinaires, dont les deux derniers
rejetons ont eu le farcin peu de temps après
leur naissance, sans avoir eu, encore à cette époque, d'autre société que celle de leur mère.

Les faits sont là, et les preuves faciles à remettre.

Quatrième observation.

En 1836, un propriétaire du département de
la Meurthe me présenta une jument koiradaimatique depuis environ quatre mois. Elle fut mise
en traitement, et a fini par guérir à la longue,
quoique bien négligée par son maître. Elle mit bas,
en 1837, une pouliche glandée en naissant. Un
ans après, son maître s'aperçoit que ce jeune
animal jette par un naseau ; mais voyant sa gaîté,
il n'en tient pas compte ; lorsque quelques jours

après, l'examinant de plus près et plus attentivement, il aperçoit des chancres sur la pituitaire.
Je suis appelé pour lui donner des soins; tout
était désormais inutile et insuffisant; la maladie
avait acquis un trop haut point d'intensité.

Qu'on remarque bien maintenant qu'à cette
époque, sa mère était guérie depuis environ six
mois.

On n'a jamais vu une maladie contagieuse quel-
conque exiger un tel délai d'incubation virulente.

Cinquième observation.

En 1837, un autre propriétaire du même dé·
partement me présenta trois jeunes animaux,
issus de deux juments différentes, mortes depuis
peu de temps du koiradaimatisme, terminé par la
phthisie tuberculeuse pulmonaire.

Le premier, âgé de trois ans, était glandé et
chancré des deux côtés, sans jetage aucun et dans
un état d'étisie avancé; ne pouvant guérir, je con-
seillai son abattage. Son maître n'en fit rien, et
l'animal mourut au bout de très peu de temps,
avec une désorganisation complète des voies

nasales, accompagné de phthisie tuberculeuse pulmonaire.

Les deux autres atteints de la même affection à un état de gravité tout aussi élevé, mais accompagné de jetage par les deux naseaux, ont également subi le même sort.

Sixième observation.

En 1840, un propriétaire des environs de Rosières, possédant tant en juments poulinières, qu'élèves et chevaux de labour, une quarantaine de têtes, vu la rareté et la pénurie des fourrages, les prairies en raison de la grande sécheresse dans cette contrée en ayant fourni deux tiers de moins que les années précédentes, a suivi une hygiène qui a failli devenir funeste à tous ces animaux. Le koiradaimatisme s'est développé sur un certain nombre de ses chevaux, parmi lesquels, quatre ont été abattus.

Une jument poulinière faisant partie de ce nombre, avait mis bas, vingt jours avant d'être abattue, une pouliche légèrement glandée à la vérité, qui a été atteinte de la même maladie, trois mois après la mort de sa mère, quoique n'habitant plus depuis cette époque la même écurie, vivant en compagnie de trois autres animaux à peu près de son âge, qui étaient parfaitement sains, et qui le sont encore au moment où j'écris. Mise en traitement, on est néanmoins parvenu à la guérir complétement, mais après bien du temps.

Comment se fait-il que ce jeune animal ait eu la même maladie dont sa mère avait été victime, et trois mois après, ayant vécu depuis cette époque constamment avec des individus de son âge et parfaitement sains? Certes, il n'a pu la contracter par contagion. Or, ici comme dans les cas précédents, l'hérédité est incontestable.

CHAPITRE SEPTIÈME.

PROPRIÉTÉ NON-CONTAGIEUSE DU KOIRADAIMATISME.

L'histoire de la contagion de cette maladie, si absurdement accréditée, et qui effraye encore aujourd'hui beaucoup trop de monde, remonte à une époque reculée.

On a pris jusqu'à présent, et l'on prend encore aujourd'hui, pour s'en préserver, des précautions de tout genre, presque toujours inutiles, souvent même ridicules. On lui a attribué cette propriété qui, certes, serait grandement funeste si elle existait, par la raison tout-à-fait stupide, que plusieurs chevaux vivant et habitant ensemble, quelques-uns en étaient successivement atteints, les uns plus tôt les autres plus tard.

Mais pourquoi tous ne le seraient-ils pas également en même temps, si la maladie était réellement contagieuse? Cependant on n'extrait des écuries habitées par un nombre indéterminé de chevaux, que ceux qui les premiers en sont at-teints et toujours successivement les uns après les autres, tandis que ceux qui sont encore bien portants restent néanmois dans ces mêmes écuries, supposées infectées, où naguére étaient encore des malades.

Or, si elle était réellement contagieuse, pourquoi laisser ainsi vivre dans une atmosphère réputée virulente, des chevaux encore sains, au lieu de les en extraire les premiers ?

Ne serait-il pas plus justement rationnel de faire émigrer de préférence, d'un lieu d'infection à une localité saine, des animaux encore sains en apparence, au lieu de les laisser dans ce cloaque imaginairement infect, plutôt que d'en extraire, pour aller les promener ailleurs, des animaux malades soupçonnés de traîner avec eux les germes d'une affection contagieuse? On ne peut réellement résister au besoin de se récrier vis-à-vis de tels contresens, et de signaler publiquement de telles absurdités, de telles inepties.

Mais n'est-il pas plus simple, plus juste, bien mieux raisonné, et surtout plus vrai, de réfléchir et de convenir qu'il doit tout naturellement en être ainsi, parce qu'ils sont tout à la fois et en même temps sous l'influence générale et particulière des menues causes prédisposantes, provocatrices et déterminantes, dont l'action, pour être plus ou moins promptement ou plus ou moins lentemen imprimée, doit varier suivant le tempérament, l'âge, la force ou la faiblesse des sujets, comme aussi en raison du temps plus ou moins long où ces animaux se trouvent sous l'action de ces mêmes causes, et qu'elles doivent nécessairement et forcément agir plus ou moins sensiblement et profondément, plutôt sur les uns que sur les autres?

Or, aucun argument, autre qu'une aveugle et entêtée routine, n'est capable d'altérer de telles vérités. Pour mon compte, j'affirme que pendant plusieurs années et à des époques différentes, j'ai placé nombre de chevaux sains pêle-mêle avec plusieurs chevaux koiradaimatiques à des états variés, sans qu'aucun ait jamais manifesté le plus léger signe de cette affection.

Néanmoins voulant corroborer encore ma conviction et l'asseoir sur de plus larges bases, j'ai renouvelé pendant les cinq dernières années qui viennent de s'écouler de nouvelles expériences, et fait de nouveaux essais, dont voici les résultats :

1° En 1836, j'ai laissé pendant six mois entiers, un cheval koiradaimatique en traitement, qui, du reste a parfaitement guéri, entre vingt-huit chevaux sains; même résultat.

2° En 1836, j'ai laissé, du consentement même du propriétaire, deux chevaux atteints de la même affection, qui ont été guéris au bout de huit mois, pêle-mêle entre trente-deux chevaux sains ; même résultat.

3° En 1836, un autre cheval de réforme vieux, qui n'a été guéri qu'au bout de neuf mois de traitement, n'a cessé d'habiter, vivre et travailler avec plusieurs autres chevaux sains ; même résultat.

4° En 1837, une jument guérie au bout de quatre mois, appartenant à un cultivateur, resta constamment dans la même écurie habitée par vingt-cinq chevaux sains, même résultat.

5° En 1337, un autre cheval guéri au bout de cinq mois de traitement, n'a cessé de manger, vivre et travailler avec dix-huit chevaux sains ; même résultat.

6° En 1837, deux juments-poulains de trois ans, guéries au bout de dix mois, n'ont cessé de vivre continuellement pendant tout ce temps avec seize chevaux sains appartenant au même cultivateur ; même résultat.

7° En 1838, un autre cheval guéri au bout de huit à neuf mois, n'a cessé de manger, habiter et travailler avec huit autres chevaux sains ; même résultat.

8° En 1839, deux autres chevaux appartenant à

un autre cultivateur, guéris au bout de trois mois,
ont constamment habité, mangé et travaillé avec
douze chevaux sains; même résultat.

9° En 1839, un éleveur de la Meurthe a laissé
pendant deux mois un cheval koiradaimatique
d'un grand prix, entre quarante-deux chevaux
sains; même résultat.

10° En 1840, une autre jument guérie au bout
de deux mois et demi, n'a cessé d'habiter, de
vivre et de travailler avec quatorze chevaux sains;
même résultat.

11° En 1840, six chevaux koiradaimatiques
ont resté pendant plus de quatre mois pêle-mêle
entre trente-cinq chevaux sains; même résultat.

Nonobstant cette série d'observations, toutes
positivement véridiques, si elle était réellement
contagieuse, un moyen sans doute bien direct de
la transmettre serait celui de la copulation. On
a vu dans le chapitre précédent ce qui a été observé à cet égard.

Un autre moyen (dangereux à la vérité), si
contagion il y avait à en redouter, serait celui de
mettre en contact avec les muqueuses, le sang
d'animaux atteints de cette affection. J'affirme que,
voulant juger de la saveur du sang de ces animaux, comparativemennt à celle du sang de che-

vaux sains, j'en ai mâché plusieurs fois, long-
temps et à pleine bouche, sans qu'il m'en soit
résulté le même inconvénient; n'ayant pris
aucune précaution, pas plus pour l'un que pour
l'autre.

Beaucoup de personnes, qui, comme moi, ont
fait de nombreuses observations et des expériences
tout exprès, sont bien pleinement convaincues de
sa non-contagion.

Du reste, le temps et le bon sens, ont déjà généralement fait justice de cette effrayante chimère ;
car si quelques hommes instruits séparent encore
ces chevaux des chevaux sains, c'est moins par
la crainte d'une contagion qu'on ne redoute plus,
puisqu'elle n'existe pas, que par un sentiment
tout-à-fait hygiénique, la propreté.

Or, en ce sens, on ne saurait trop applaudir à
une telle mesure.

Or, j'affirme et je soutiens qu'il n'y a ni contact médiat ni immédiat qui puisse produire
cette maladie, puisqu'il ne sagit pas ici de virus.

Cet agent provocateur n'existe pas dans le koiradaimatisme du cheval.

CHAPITRE HUITIÈME.

CAUSES DU KOIRADAIMATISME, CHEZ LES CHEVAUX DE TROUPES.

Il est sans exemple, je crois, que cette maladie ait jamais été produite par une cause unique et de courte durée ; elle ne peut résulter que du concours de plusieurs causes réunies, ayant agi longtemps et simultanément sur les chevaux.

Ainsi, abstraction faite de toutes les causes que l'on sait frapper le cheval militaire à la guerre, abstraction faite encore de la position de certaines localités, où la constitution froide et humide en même temps de la température, est une condition propre à prêter singulièrement au développement de cette maladie ; celle qui pendant la paix la provoqueront toujours sont, à n'en pas douter un instant, dans les habitations insalubres, le mauvais régime, le travail forcé ou brusque, les soins mal entendus, mal ordonnés, mal conçus et l'acquisition de mauvais chevaux pour le service de l'armée.

1°. Je dis dans les habitations : parceque

quelque vastes et étendues que soient d'ailleurs
les écuries des divers quartiers de cavalerie, elles
sont constituées évidemment malsaines, dès l'instant qu'on y réunit une trop grande quantité de
chevaux et dans les proportions numériques ac-
tuelles, pour y séjourner d'ordinaire vingt-à-vingt-
deux heures sur vingt-quatre. Il résulte de cet en-
combrement malheureux pour les animaux, des
émanations délétères ; l'air se vicie, se corrompt
peu-à-peu, et ce même air, corrompu et vicié, res-
piré et absorbé par les animaux pendant un
temps aussi long, porte ses premiers et funestes
effets dans le sein même du poumon, centre de
la transformation du sang veineux en sang artériel.

Mais ce n'est point d'abord sur le tissu orga-
nique de ce viscère que l'action de ce mauvais
air se fait particuliérement sentir ; c'est directe-
ment sur le sang qui y arrive et en part constamment, qu'il imprime sa profonde et désorganisante
action.

Comment est-il possible en effet que l'hématose
soit bonne et bien complète, si l'air ne peut fournir les éléments voulus à sa saine confection ? Cet
air, surchargé de corps hétérogènes à sa nature
première, tant par les principes gazeux émanés

de la respiration d'un grand nombre d'animaux rassemblés dans un espace comparativement trop rétréci, que par les miasmes qui se dégagent à chaque instant des urines, des excréments et de la transpiration, se trouve dans des proportions constituantes tout-à-fait différentes de celles qui doivent composer un air sain et vital. Ne présentant plus dès lors au sang veineux les matériaux élémentaires dont celui-ci a si essentiellement besoin pour sa transformation en sang artériel, il se détériore peu-à-peu, s'appauvrit forcément enfin, et cet état d'appauvrissement, gradué et long-temps prolongé, amène bientôt tous les désordres qui nous occupent ici.

Ainsi lorsque les premiers signes de cette affection se manisfestent sur les chevaux de troupes surtout, l'on peut rester bien convaincu que depuis long-temps chez eux, le sang ne se trouve plus dans son état normal.

Or je soutiens avec la plus profonde conviction, que là git la première et la plus prépondérante de toutes les causes de cette maladie.

Car les chevaux militaires vivant habituellement dans une atmosphère viciée, subissent dans cette position de choses le sort commun des individus mal logés, des prisonniers : l'étiolage et tout ce qui s'en suit.

2° **La ration du cheval militaire est d'abord non seulement trop exiguë , surtout en avoine, mais elle est encore toujours composée de substances de mauvaise qualité et très-souvent avariées. Ce que j'en dis ici est positif.**

3° **Les allures vives et long-temps soutenues , les travaux outrés , qui excèdent les forces des animaux, doivent être considérés comme des cau-ses de premier ordre. Chez le cheval militaire , le** travail n'a jamais rien de régulier ; il se fait presque constamment par accoup ; et après des manœuvres longues et rapides , le repos a tou-jours lieu sur place quel que soit le temps, et sou-vent dans des expositions dangereuses, les animaux étant couverts de sueur. La manœuvre recom-mence, et lorsqu'elle est enfin terminée , les chevaux rentrent toujours en sueur, sont à peine bouchonnés pendant cinq minutes, la soupe sonne , les cavaliers partent, les gardes d'écurie ne sauraient suffire à soigner tous les chevaux , de manière que si la manœuvre a lieu le matin , il n'est pas rare de trouver au pansage du soir, les animaux encore tout mouillés d'une sueur devenue froide ; ce qui n'aurait pas lieu si avant de quitter son cheval , chaque cavalier l'a-vait bouchonné à fond et jusqu'à ce qu'il eût été complétement sec.

D'un tel ordre de choses, résultent les arrêts brusques de la sueur, les répercussions générales et vives, dont les effets ont une portée malheusement trop connue.

Voilà ce que j'entends, par soins de la main, mal conçus, mal ordonnés. Le pansage en France n'a d'autre but que d'enlever la poussière et de rabattre le poil ; tandis que son action principale est de nul effet, attendu qu'il n'active pas assez fortement les fonctions de la peau. Qu'on établisse la comparaison de ce pansage avec celui qui se fait dans la cavalerie anglaise, et l'on verra de quel côté pencheront les avantages pour la santé des chevaux. Aussi cette affreuse maladie n'y est presque plus connue; l'hygiène l'en a bannie.

4° Le barrage des chevaux à l'écurie, généralement adopté chez tous nos voisins, ne saurait être considéré ici comme un minime avantage. Combien de jeunes chevaux, faibles, délicats, craintifs, vivement impressionnables, n'ont-ils pas à souffrir du voisinage de chevaux plus robustes, plus forts, plus voraces, qui, pour satisfaire leur appétit et rester maitres, brutalisent tant des pieds que des dents leurs frêles et timides voisins, non encore aguerris et martyrs de

tous côtés. Ces malheureux vivent dans des crain-
tes et des transes constamment perpétuelles,
n'ayant aucun abri pour se soustraire ou parer à
leur méchanceté, et sont encore privés d'une
grande partie de leur nourriture, souvent même
de leur sommeil.

5° Une cause tout-à-fait matérielle et non
moins prépondérante de cette maladie, existe dans
le mauvais choix des chevaux achetés par les dé-
pôts de remontes, dont les détails comme l'ensemble de la conformation et le cachet lymphatique, n'indiquent que trop au connaisseur qu'ils
ne sont bons à rien, sinon à devenir des piliers
d'infirmeries.

Voilà certes un grand mal; mais il n'est pas le
seul; car de celui-ci découle tout naturellement un mal plus grand encore : la sûreté des
cavaliers qui les montent se trouve grandement
compromise, et souvent même aussi leur vie. Car
un soldat mal monté, quelque brave qu'il soit,
ne peut rien entreprendre sans être sûr à l'avance
d'avoir son existence compromise et de courir à
une mort certaine.

Qu'on réunisse à toutes ces causes une foule
d'autres déjà trop connues pour être de nouveau
citées, et l'on ne sera plus étonné que le koiradai-

matisme ait trouvé un repaire assuré dans les écuries de la cavalerie, plutôt que dans celles des particuliers, qui sont cependant loin d'être aussi souvent et aussi bien balayées ; mais les animaux qu'on y loge ne font presqu'en général que d'y coucher seulement, et du matin au soir, ils vivent constamment en plein air.

Si l'on veut considérer d'un autre côté encore, que ceux-ci consomment pour leur nourriture les meilleurs fourrages de la ferme ou du pays, lorsque leurs maîtres vont avec leurs plus mauvaises denrées approvisionner les magasins militaires.

Ce que j'avance ici est de notoriété publique.

Au reste, quelque soit le sol sur lequel cette maladie exerce ses affreux ravages, si l'on veut réfléchir mûrement aux causes qui l'ont produite, on les trouvera constamment dans la classe de celles qui sont de nature à débiliter lentement et profondément l'organisme général.

C'est ici la position particulière et de tous les instants où se trouvent réduits les chevaux de troupes. Il est donc tout naturel qu'en paralysant ou détruisant ces causes, on doive nécessairement arriver à prévenir le développement de cette meurtrière et hideuse affection.

Certain officier supérieur du génie, d'un mérite très-distingué, fut l'année dernière envoyé, par ordre du gouvernement français, dans presque tous les états germaniques et prussiens, pour examiner la construction des écuries militaires de ces divers états.

Il n'y a certainement pas trouvé des bâtiments remarquables par leur élégance et leur beauté ; tout y est simple, mais confortablement combiné pour le bien-être des chevaux ; car sous le rapport de la construction, elles ne valent pas à beaucoup près, grand nombre de celles que nous possédons en France.

Déçu sur ce point, il a dû nécessairement porter toute son attention vers d'autres objets, c'est-à-dire étudier alors les soins dont on y entoure constamment et même quelquefois minutieusement les chevaux. C'est justement sur ce point important, qu'il a porté des conclusions fort judicieuses.

Mais une remarque essentielle qu'il a faite sans doute, et à laquelle il était peut-être loin de s'attendre, c'est le grand amour pour leurs chevaux, que possèdent indistinctement tous les cavaliers de ces diverses contrées, et qu'on n'inculquera que difficilement aux cavaliers français.

Ceux-là font tout pour leurs chevaux; les nôtres, au contraire, ne font rien, moins que rien.

En France, le cheval n'est généralement considéré que comme une machine locomotive brute; on ne sait pas reconnaître le sentiment d'une grande intelligence, dont est doué cet animal aimable, dont le regard, toujours si expressif, dit **pourtant tant** de choses à celui qui l'étudie, qui le fréquente et qui l'aime, lorsque malheureusement trop souvent, il en a plus et beaucoup plus que celui qui le monte.

CHAPITRE NEUVIÈME.

COUP-D'OEIL SUR LA RIDICULE DIVERSITÉ DES TRAITEMENTS EMPLOYÉS ENCORE AUJOURD'HUI CONTRE LE KOIRADAIMATISME.

On jugera facilement combien jusqu'à présent cette maladie a été peu connue dans son essence, par la variété des traitements que les praticiens lui ont opposés.

Je me bornerai à citer les principaux seulement, pour ne pas entrer dans un chapitre de détails, trop longs et ennuyeux, et pour l'ordinaire en désaccord avec tout juste raisonnement.

1° Ceux qui tiennent le premier rang, eu égard à leur importance, vu le grand nombre d'animaux, sont ceux suivis encore maintenant dans presque tous les corps de cavalerie, où dès l'instant qu'un ou plusieurs chevaux sont considérés atteints de cette affection, ils sont aussitôt envoyés à l'infirmerie qui leur est destinée et y sont immédiatement soumis : 1° à des saignées copieuses d'autant plus funestes aux malades, qu'on leur tronque tout aliment substantiel, pour leur substituer la paille et le son.

2? A l'action des exutoires de toute espèce.

3o A celle tout aussi variée, chacun suivant son idée , tantôt des purgatifs énergiques, de la fleur de soufre à haute dose ; tantôt à celle des mercuriaux , des antimoniaux, à des injections dans les narines de dissolutions de différentes substances minérales susceptibles de pouvoir cicatriser les chancres de la pituitaire , parfois même à des opérations douloureuses et inutiles (1); ils restent ainsi sous l'influence de tous ces moyens incohérents , souvent des années entières, dévorés par un feu qu'on attise innocemment , croyant toujours néanmoins bien faire, sont en définitive déclarés incurables et abattus comme tels.

Dans certains corps de cavalerie, la chose est plus tôt faite : tout cheval soupçonné koiradaimatique est tout bonnement mis à part et au son , et sans recevoir d'autres soins, reste ainsi à l'infirmerie plus ou moins long-temps, jusqu'à ce qu'il ennuie ou embarrasse , pour faire place à d'autres qui, comme lui, n'en sortent à leur tour que pour aller à l'abattoir.

Cette méthode est d'autant plus rationnelle que

(1) Le trépan sur les sinus frontaux et maxillaires

lorsque le koiradaimatisme est gravement localisé, il n'est souvent plus curable, et que d'un autre côté l'abonnement, si exigu déjà alloué aux vétérinaires militaires, ne peut leur permettre en aucune façon de leur fournir la médication nécessaire pour les soulager.

Cette dépense devrait être tout-à-fait hors du cadre de tout abonnement, et supportée entièrement par les corps.

4° Les vétérinaires civils, obligés la plupart de remplir de pénibles et nombreuses clientelles, ne s'en occupent que fortuitement ; ils ne sont tout au plus appelés que pour reconnaître et constater l'existence de la maladie, encore n'est-ce pour l'ordinaire, que pour faire abattre des animaux souvent précieux, qu'ils pourraient quelquefois s'ils étaient appelés dès le début de la maladie, rendre par des soins bien entendus, du temps et de la persévérance, à l'agriculture, au commerce, au luxe, etc., etc.

5° Vient ensuite une méthode que comme beaucoup d'autres, j'ai suivi plusieurs fois, pour l'abandonner ensuite tout-à-fait: celle de M. le professeur Collaine, qui, ignorant certainement alors le siége et la nature de la maladie qu'il combattait, chercha à porter sur le tube gastro - intestinal, l'irritation asthénique fixée sur la pituitaire, les systèmes pulmonaire et glandulaire, par l'emploi intérieur de la fleur de soufre à haute dose, sans se douter que par les effets de ce moyen violent, il ne lui restait plus probabilité ni possibilité aucune de la détruire après l'avoir provoquée à un si haut degré.

Ce traitement ainsi que les précédents ont constamment provoqué des désordres graves, toujours funestes aux sujets, comme l'ont fort bien prouvé les expériences tentées par les écoles vétérinaires, ainsi que celles d'un grand nombre de praticiens éclairés.

Ce professeur savant du reste, eût mieux fait de s'en tenir et d'insister plus long-temps sur le principe de son traitement, au lieu d'y ajouter dans un mémoire pompeux, qu'aucun fait de guérison positive n'appuyait, le second paragraphe de son traitement pernicieux.

6° Arrive enfin M. Galy, dont le procédé n'a piont produit de résultats plus heureux, qui, attribuant les causes de cette maladie à la nature des sels faisant partie intégrante des végétaux préposés à la nourriture du cheval, prétendait par des calculs de chimie naturellement fort incertains dans cette hypothèse, en neutraliser la présence et en

détruire les effets, comptant pouvoir à sa guise
diviser, décomposer , séparer leurs molécules
constituantes et conduire son médicament partout
sans avarie aucune : on est forcé d'avouer franchement que cette prétention était une chimère; l'œil
le plus clairvoyant ne pouvant pénétrer, par conséquent pas comprendre un tel travail dans le
corps d'un cheval vivant, qui, au fait, n'est ni un
laboratoire de chimie manuelle qui soit connu de
l'homme, ni un alambic pharmaceutique.

J'ignore si M. Galy, qui avait désigné cette maladie sous le nom d'affection calcaire, possédait des
connaissances médicales. Comme pharmacien ou
chimiste, il pouvait avoir quelque espèce de raison
par la forme ; mais comme médecin, il avait positivement tort par le fond. Le temps et les résultats
l'ont suffisamment prouvé.

Qu'a-t-on obtenu jusqu'à présent de tous ces
divers traitements? que nous en est-il resté?

Les stigmates de pertes énormes.

Ainsi, après avoir parcouru à peu près en général tout ce qui s'est déjà fait et se fait encore aujourd'hui à cet égard, je demanderai si ce sont là
des moyens raisonnés à opposer à une affection de
cette nature?

Non certes, et non sans doute ; mais tant que les

vétérinaires français et étrangers considéreront cette maladie comme locale, n'importe où et comment, tant qu'ils ne porteront point leur vue sur un point plus élevé, plus naturel, plus juste et plus vrai, on ne sortira jamais de l'ornière où en est encore sur ce point la médecine vétérinaire; cette maladie sera toujours l'écueil formidable devant qui elle sera condamnée à échouer, comme l'ont fait depuis des siècles, tant de moyens différents.

CHAPITRE DIXIÈME.

EXPÉRIENCES FAITES POUR OBTENIR LA GUÉRISON DU KOIRADAIMATISME.

1° Six chevaux, mis successivement et à diverses époques au traitement indiqué par M. Collaine, sont morts alternativement des suites de violentes gastro-entérites, par l'effet de ce médicament énergique donné à haute dose (la fleur de soufre).

2° Quatre chevaux soumis au traitement indiqué par M. le professeur Gohier, furent abattus en désespoir de cause, après un long traitement.

3° Quatre chevaux traités par l'emploi intérieur du muriate de mercure sur-oxigéné, administré dans un opiat mucilagineux depuis la dose d'un gramme jusqu'à celle de six grammes, furent, après un fort long traitement, abatus encore.

4° Huit chevaux mis au vert pendant deux mois, mais retirés ensuite, vu l'état d'agravation des symptômes, pour être mis à l'administration intérieure du sulfure d'antimoine à la dose d'un hectogramme par jour, en laissant deux jours d'intervalle par huitaine, ne pouvant guérir, furent encore abattus.

5° Six chevaux soumis à l'administration intérieure du muriate de baryte, depuis la dose de cinq à neuf grammes, dans l'eau distillée, arrivèrent bientôt à un tel état de marasme, que force fut de les faire immédiattement abattre.

6° Cinq chevaux mis à l'emploi intérieur du carbonate de potasse, depuis la dose de trois à six décagrammes, dans des infusions aromatiques, sans présenter d'amélioration, furent encore abattus.

7° Quatre chevaux auxquels j'administrai le carbonate de soude depuis la dose de trois jusqu'à cinq décagrammes, en opiat, ne pouvant non plus guérir furent aussi abattus.

8° Cinq chevaux, dont deux soumis encore au traitement de M. Collaine, périrent comme les premiers, d'une entérite aiguë.

Les trois autres, auxquels je fis prendre le borate sursaturé de soude depuis la dose d'un à deux décagrammes, ne pouvant non plus guérir, furent enfin encore abattus.

Tous ces animaux recevaient régulièrement tous les jours deux fumgations émollientes sous les naseaux, une friction d'onguent mercuriel double sur les glandes, deux lavements mucilagineux, et étaient à un régime délayant comme il était prescrit.

EXPOSÉ GÉNÉRAL DES LÉSIONS ORGANIQUES APRÈS LA MORT.

Outre les animaux dont il vient d'être fait mention, j'ai fait encore un grand nombre d'autopsies de cadavres d'individus qui avaient été abattus pour cette même cause.

1°. La membrane pituitaire dont je désirais surtout connaître parfaitement l'état, m'a présenté des variations souvent bien remarquables.

Quelquefois blafarde, et partiellement épaissie, le plus ordinairement épaissie dans toute son étendue, d'autres fois variablement injectée et de couleur violette ; parfois chagrinée, mais plus généralement pâle et comme glacée, parsemée çà et là de tubercules et d'érosions quelquefois rugueuses, d'autres fois légères et de nombre variable, et ce en raison de l'ancienneté de l'affection et de l'état plus ou moins avancé de phthisie de cette membrane.

2°. Les chancres répandus sur la surface étaient quelquefois milliaires, résultant de tubercules abcédés ; d'autres fois larges, plus ou moins profonds, à bords renversés, irréguliers et calleux. Ceux dont l'ancienneté était facilement appréciable , se faisaient particulièrement remarquer sur le trajet des vaisseaux lymphatiques et de leurs diverses valvules plus ou moins renflées ; et lorsque la perforation de la cloison nasale avait lieu , c'était toujours sur le trajet de ce système de circulation, qui paraissait en quelque sorte être leur centre d'alimentation. Sur plusieurs sujets , j'ai rencontré les cornets du nez , la cloison cartilagineuse et la base de l'éthmoïde cariés. Sur d'autres , des abcès purulents renfermés comme dans un kyste à la base du même os , se prolongeant le long des os du nez ; ces derniers étaient alors soulevés et cariés.

3ᵉ. La phthisie de la pituitaire était dans d'autres cas , accompagnée de la phthisie d'une grande portion de la muqueuse trachéale vers la division des bronches.

4°. La matière, variable en quantité, contenue dans les sinus frontaux et maxillaires était d'autant plus complétement purulente et grumeleuse, que l'affection était plus ancienne et les désorganisations plus profondes , plus avancées.

5°. Quelques sujets ont offert des vomiques en plein état de suppuration , plus ou moins étendus et à bords cancéreux , d'où s'écoulait un pus grisâtre , d'une odeur fade.

Presque tous ont aussi présenté dans les poumons des tubercules en nombre variable, les uns crus, les autres ramollis. Mais ces formations tuberculeuses crues, lorsqu'elles sont en petit nombre sont d'autant moins importantes à considérer que beaucoup de chevaux parfaitement sains et bien portants du reste, succombant à une mort violente, en portent aussi.

6°. Tous les ganglions et les vaisseaux lymphatiques en général ont toujours offert un engorgement notable, qu'on ne rencontre jamais dans aucune situation maladive autre que le farcin.

Décoloration et pâleur générales de tous les systèmes organiques, infiltration des membres.

Ce fut à cette époque que, pleinement convaincu de l'insuffisance de tant de moyens différents, vu la variété des lésions organiques et leurs profonds désordres, mes réflexions me portèrent à l'idée d'une situation maladive du sang.

C'est de là que date la mise en application du nouveau traitement que je viens présenter, et au moyen duquel je suis parvenu avec bien du temps et de la persévérance à guérir une certaine quantité de chevaux.

Voici leur nombre et le nom des personnes à qui ils ont appartenu, ou appartiennent encore :

Chez M. Joseph Stutel, propriétaire et aubergiste à Dombasle   2

Chez M. Gerardin, maître des postes à Dombasle.   1

Chez M. Maigret, cultivateur à Sommervillers.   1

Chez M. Perrette, propriétaire et cultivateur à Crevic.   1

Chez M. Stutel aîné, maire de Dombasle.   1

Chez M. Schwab, à Rosières.   1

Chez M. Grandmangin, propriétaire à Domèvre.   1

Chez M. Dusseau, Deferrières.   2

Chez deux autres propriétaires, éleveurs et marchands de chevaux, que je ne suis pas autorisé à nommer.   9

Chez M. Stutel fils, propriétaire à Nomexi.   1

            Total.   21

En outre de ce nombre, ayant été autorisé en 1839, par M. le ministre de la guerre, à faire l'essai de ce traitement sur des chevaux de troupes et à mes frais, il me fut concédé par cette administration, dix chevaux dont voici la situation maladive dépeinte par la commission établie à Nancy, par ordre de M. le ministre de la guerre, et ordonnée secondairement par M. le général baron Villatte, commandant du département de la Meurthe.

Pour cela je me servirai des mêmes expressions qu'il a plu à la commission d'employer ; j'observerai toutefois que ce ne sont point les miennes, puisque je ne saurais reconnaître à cette maladie, trois degrés qui n'existent pas.

Chevaux appartenant à divers régiments.

koiradaimatiques avec localisation.	morveux au troisième degré.	6
	morveux au deuxième degré.	2
	morveux au premier degré.	2
	total.	10

D'après tout ce que j'ai dit jusqu'à présent du koiradaimatisme, on peut facilement concevoir que les six premiers étaient dans un état à ne pas être mis en traitement, puisqu'ils n'offraient positivement aucun espoir de guérison.

Je ne pouvais agir en définitive et avec quelques chances de succès que sur les quatre autres.

En effet, deux ont été radicalement guéris au bout de quatre mois de traitement.

Ces deux chevaux appartenaient au 2e régiment de carabiniers.

Autorisé encore en 1840, par le ministre de la guerre, à prendre de nouveaux chevaux affectés de cette maladie, pour être soumis à ce même traitement j'avais demandé qu'ils me fussent concédés au premier début de la maladie, mais il n'en fut pas du tout ainsi : car on a exigé que, non compris le temps qu'ils avaient passé aux douteux avant le jetage, ils devaient être jeteurs depuis au moins un mois avant de m'être remis pour être traités.

On voit dèslors que je n'avais plus affaire à la maladie simplement générale ; mais bien au contraire à la maladie générale et localisée, et que ce n'était pas du tout comprendre mes vues sur la curabilité de cette affection. Néanmoins, certain de l'efficacité de mes moyens curatifs, et pour répondre aux désirs de M. le ministre, je me soumis à cette rude épreuve.

Je reçus donc cinq chevaux dans cet état, j'écrivis immédiatement à M. le ministre pour m'autoriser à prendre cinq autres chevaux au premier début de la maladie, pour démontrer l'avantage qu'il y aurait à les mettre en traitement à cette époque ; mais ma demande étant demeuré sans réponse, force me fut de remettre à l'œuvre sur ces cinq sujets, déjà trop malades à mon avis.

Sur ces cinq malades, une jument, appartenant au premier régiment de carabiniers, a été radicalement bien guérie.

Une autre jument, appartement au deuxième régiment de lanciers, aurait encore pu guérir ; mais voyant sa non-valeur, attendu qu'elle avait été toujours boiteuse et qu'elle ne pouvait faire qu'une bête de réforme, ne voulant plus faire de dépenses pour elle, je demandai son abattage. Il ne lui restait plus de toutes ses anciennes lésions qu'un léger et partiel épaississement de la pituitaire, un flux presque nul, les sinus frontaux et maxillaires vides et sains, les muqueuses laryngées et trachéales saines, quelques petits tubercules dans le poumon, mais en petit nombre.

Du reste, cette jument n'avait pas de date d'entrée à l'infirmerie, et il n'a pu m'être fourni aucun renseignement sur elle ; le vétérinaire en chef de ce régiment n'y était plus, et son successeur nefaisait que d'y arriver.

Un autre appartenant au 2_e de carabiniers avait eu antérieurement le farcin ; cet incident ne nous avait pas été communiqué.

Les deux autres appartenant au 1 de carabiniers étaient à l'infirmerie des chevaux destinés à être abattus, l'un depuis le 7 décembre 1839 l'autre depuis le 22 novembre 1839. Mais ces renseignements, qui auraient été précieux pour éclairer la commission, ne nous ont été fournis qu'avec peine, le 19 mars 1840, seulement. Les animaux étaient déjà en traitement depuis huit jours.

Qu'on remarque bien que ces chevaux se trouvaient quant à l'aspect dans la position maladive spécifiée dans la lettre de M. le ministre, en date du 10 décembre 1839, et que les deux du 1ᵉʳ de carabiniers étaient à l'infirmerie depuis plus de trois mois avec cette maladie tout à fait confirmée; que cet état ne dépeint pas du tout le début de la maladie, mais confirme au contraire sa localisation avancée et clairement caractérisée par tout ce que j'en ai dit.

Ainsi quand on guérit radicalement et constamment le cinquième de chevaux incurables, que ne doit-on pas attendre de pareils moyens, appliqués en temps opportun, à la situation maladive que je signale et que je précise? On peut les guérir presque tous.

CHAPITRE ONZIÈME.

TRAITEMENT DU KOIRADAIMATISME.

D'après tout ce que je viens de dire concernant cette maladie, il est facile maintenant de concevoir les bases sur lesquelles doit être établi le traitement à adapter aux animaux malades.

Deux indications principales se présentent ici, tout naturellement à remplir.

Par la première :

Il s'agit de parvenir à reconstituer, à revivifier en quelque sorte le sang des malades, au moyen d'une forte nourriture et abondamment substantielle.

Par la deuxième.

De seconder les effets de cette alimentation, par une médication à la fois tonique et excitante, en introduisant dans l'économie des substances capables de fournir à la nouvelle transformation du sang que l'on veut obtenir, certaines bases élémentaires faisant partie intégrante de la nature primitive et normale de ce fluide, dont il est dépourvu dans cette situation maladive, et d'obtenir la réduction de certaines autres excédant leurs proportions respectives dans son état premier.

PREMIÈRE INDICATION.

Pour remplir et atteindre ce but, la ration journalière des malades sera fixée ainsi qu'il suit :

	foin	six kilogrammes.
	paille	cinq kilogrammes.
	avoine	huit litres.
de deux jours l'un,	froment en grains	deux litres.
de deux jours l'un,	farine d'orge	deux litres.
	son de froment	un litre.
	sel de cuisine	deux onces.

SERVICE ET ORDRE DES REPAS.

Article 1er. Le service de l'infirmerie commencera à cinq heures du matin.

Art. 2. La première chose qui devra être faite sera l'administration du bol dont la composition sera donnée au chapitre de la deuxième indication.

Art. 3. A cinq heures et demie, on donnera deux litres d'avoine, on levera immédiatement les litières, et on appropriera l'écurie.

Art. 4. A six heures il sera donné deux kilogrammes de foin. Le pansage commencera aussitôt et durera jusqu'à sept heures et demie.

Art. 5. A sept heures et demie, on fera boire les chevaux.

Art. 6. A huit heures, il sera donné à chaque cheval, trois litres d'avoine.

Art. 7. A dix heures commencera la promenade des chevaux, et elle se continuera jusqu'à onze heures et demie.

Nota : Les malades seront conduits en main, au pas, bien couverts et à l'exposition solaire autant que possible. En entrant à l'écurie, les animaux seront fortement et vivement bouchonnés jusqu'à ce qu'ils soient complètement secs, et seront alors recouverts immédiatement de leurs couvertures en laine.

Art. 8. midi il sera donné à chaque cheval en guise d'avoine, deux litres de froment en grains et deux kilogrammes de foin.

Art. 9. Le lendemain, à la même heure, au lieu de donner les deux litres de froment, chaque cheval recevra le barbotage suivant, mais épais, quoique bien mouillé :

Farine d'orge	deux litres.
Son de de froment	un litre.
Sel de cuisine	deux onces.
Plus deux kilogrammes de foin.	

Art. 10. A une heure après midi, on fera

prendre à chaque cheval le petit opiat dont la formule est prescrite au chapitre de la deuxième indication.

Art. 11. A deux heures de l'après-midi, les chevaux seront envoyés à la promenade; elle aura lieu de la même manière, et aux mêmes conditions, et se continuera jusqu'à trois heures et demie.

Nota : En rentrant à l'écurie, les chevaux seront fortement et vivement bouchonnés jusqu'à ce qu'ils soient complètement secs, et ce mode de pansage ne sera définitivement terminé qu'à cinq heures; on leur remettra immédiatement leurs couvertures.

Art. 12. A cinq heures, on fera boire les chevaux.

Art. 13. A cinq heures et demie, on donnera à chaque cheval trois litres d'avoine.

Art. 14. A sept heures, on donnera deux kilogrammes de foin, trois kilogrammes de paille, et le restant de la botte servira à la litière qui sera faite immédiatement après qu'on aura donné le souper aux chevaux.

Art. 15. Pendant la journée, les gardes d'écuries auront soin de lever les crotins, au fur et à mesure que les chevaux les rendront ; ils veilleront à ce que l'infirmerie soit tenue dans un état constant de la plus grande propreté. Toutes les portes et fenêtres devront être ouvertes pendant que les animaux seront dehors, et à leur rentrée il ne restera de croisées ouvertes que celles qui ne pourront donner lieu à aucun courant d'air sur les chevaux. Les animaux seront constamment tenus à l'écurie dans une demi-litière.

BOISSON ORDINAIRE DES MALADES.

On jetera dans l'eau destinée à abreuver les animaux deux gros de sulfate de fer pulvérisée par seau d'eau et par cheval, pour le matin et autant pour le soir. Au fur et à mesure qu'ils s'y habitueront, on augmentera plus tard d'un gros par cheval par jour, ensuite d'un autre gros; ce qui fera six gros par jour par cheval. Si besoin il y a, on pourra en porter la dose jusqu'à huit gros par jour et par cheval.

L'eau servant de boisson aux malades sera rentrée dans des cuves placées à cet effet dans l'écurie, le matin pour le soir, et le soir pour abreuver les animaux le lendemain matin. Lorsque le temps le permettra, on fera bien de l'exposer au soleil une heure avant de la leur présenter, et de la dégourdir avec de l'eau chaude dans les temps froids et humides.

HEURE ET NATURE DES PANSAGES.

Le pansage du matin commencera à six heures, et durera jusqu'à sept heures et demie.

Celui du soir commencera à trois et heures et demie, et ne sera définitivement terminé qu'à cinq heures.

Ils seront constamment faits avec le bouchon de paille tordu et tailladé à la méthode houzarde, dont on doit se servir vivement en appuyant fortement sur le corps, afin d'activer d'une manière générale les fonctions de la peau. Le coup de brosse pour enlever d'abord la poussière et la crasse soulevées par le bouchon, et rabattre le poil ensuite, ne devra durer que dix minutes.

Les chevaux seront immédiatement enveloppés d e leur couverture en laine.

Nota. Le pansage fait en plein soleil, lorsqu'il n'y a pas de courant d'air, est dans cette situation maladive bien préférable et plus bienfaisant aux animaux que celui qui a lieu à l'écurie ; il ne devrait dans tous les cas avoir lieu ainsi qu'après que les animaux sont totalement secs , demi heure après la rentrée de la promenade.

Nota : Les malades seront constamment revêtus de leur couverture en laine , jour et nuit. Ils seront également toujours traités avec la plus grande douceur.

Lorsque le mauvais temps s'opposera à ce que les promenades aient lieu, tout le temps destiné à ces exercices, qui serait conséquemment perdu, sera employé à un nouveau pansage au bouchon de paille.

SERVICE ET ORDRE DES REPAS.

Tous les jours, à cinq heures du matin, il sera administré à chaque malade, le bol dont la composition suit :

Iodure de potassium de deux à trois gros.

Poudre de guimauve }
Mélasse   }   quantité suffisante·

Pour en former un bol de la grosseur d'une noix.

Tous les jours, à une heure après midi, on fera prendre à chaque malade la mixtion suivante, dont la préparation sera commencée dès la veille. Manière d'y procéder :

Prenez : { sulfate ferreux   quatre gros.
        { carbonate de potassium   huit gros.

Pilez à part et bien finement chacune de ces deux substances, mettez-les dissoudre ensuite ensemble dans la quantité d'un demi-litre d'eau, et laissez reposer jusqu'au moment où vous voulez administrer le nouveau produit résultant de ce mé-

lange, qui n'est autre chose que du sous-carbo-
nate de fer. Décantez alors , jetez l'eau , mettez
ensuite dans un vase le précipité qui est resté au
fond de celui où le mélange a été opéré, ajoutez
aussitôt mélasse et farine quantité suffisante pour
en former un opiat que vous administrez immédiatement.

On pourra selon les besoins augmenter la dose
d'abord de la moitié en sus, et la porter enfin au
double.

Cette préparation est infiniment préférable à
celle livrée par le commerce et les pharmacies dont
la confection pour l'ordinaire déjà trop ancienne,
n'offre dans aucun cas des avantages aussi certains.

Nota. Si par suite du traitement, le tube gastro-
intestinal se trouvait par trop sur-excité, on sus-
pendrait toute médication pendant deux jours seulement; on recommencerait par ne donner que la
moitié de la dose indiquée, pour revenir ensuite à
celle qui avait précédemment lieu. Seulement la
boisson resterait constamment la même.

TRAITEMENT DES GANGLIONS LYMPHATIQUES ENGORGÉS.

Le poil préalablement coupé, il sera fait sur ces
organes deux fortes frictions par jour avec la

pommade iodurée, dans les proportions de trois gros d'iodure de potassium par once d'axonge. Ces frictions seront continuées jusqu'à ce que les animaux ne puissent plus les supporter malgré toute contrainte.

De semblables frictions pourront être faites avec beaucoup d'avantage sur les engorgements qui surviennent par fois le long des membres et au pourtour des articulations.

Tous les quinze à vingt jours il sera fait à chaque malade, une petite saignée déplétive à la jugulaire, d'une livre de sang seulement; mais avec une flamme très-étroite, de manière à ne laisser échapper de ce vaisseau que la partie séreuse du sang. De cette manière on conservera toujours au sang le peu de fibrine qu'il contient.

On laissera chaque fois coaguler le sang, qu'on examinera ensuite dans cet état, pour se rendre compte des changements qu'il présentera dans sa coloration, afin de diriger la médication suivant les besoins et indications que son état réclamera sur chaque sujet.

Il est encore des moyens qui, quoique n'agissant que localement, n'en doivent pas être dédaignés pour cela dans quelques circonstances.

Ainsi, lorsqu'on soumet au traitement des chevaux au premier début de la maladie encore générale, et chez lesquels par conséquent le jetage n'a pas encore eu lieu, il est constant que ce phénomène doit se développer après quelques jours de promenades.

Le moyen qui dans cette circonstance m'a le mieux réussi, consiste dans quatre à cinq injections par jour dans les narines, d'une forte infusion tiéde de plantes aromatiques.

Celle à laquelle j'ai toujours accordé la préférence est la mille feuille. Ce moyen simple et peu dispendieux corrobore assez la pituitaire, pour s'opposer à son atonie.

J'observerai que les injections faites avec les dissolutions de substances minérales astringentes non seulement ne font pas cesser cette excrétion morbide ; mais elles ont le grand désavantage de provoquer le racornissement et l'épaississement rugueux de la membrane pituitaire.

CHAPITRE DOUZIÈME.

MOYENS GÉNÉRAUX DE PRÉVENIR LE KOIRADAIMATISME.

Quoique cette maladie soit positivement reconnue héréditaire, ce cas étant heureusement fort rare, ne peut être considéré que comme fortuit et d'un effet peu répandu.

N'étant point contagieuse, on n'a conséquemment rien à redouter d'un virus qui ne saurait exister. Il ne s'agit donc, pour s'en préserver, que de paralyser ses causes productrices, en changeant la mauvaise hygiène des régiments, pour lui en substituer une beaucoup plus rationnelle et avantageuse aux chevaux ; car il ne faut pas se le dissimuler ici, son développement ne reconnaîtra jamais d'autres causes.

Pourquoi nos voisins d'outre-mer et d'outre-Rhin sont-ils moins victimes que la France de cette maladie ? c'est que chez eux, les chevaux sont d'abord mieux choisis, mieux et plus abondamment nourris, mieux pansés, mieux soignés, mieux traités sous le rapport du travail, plus sainement logés, plus espacés, par conséquent plus grandement aérés ; ils sont aussi séparés les

uns des autres et peuvent manger la quotité tout
entière de la ration qui leur est allouée; en parfaite
sécurité, sans avoir à craindre d'être tourmentés et
frappés par leurs voisins; ils peuvent encore, à la
faveur de cette sécurité, jouir des douceurs du
repos lorsque bon leur semble.

Le cheval dans ces contrées est constamment
traité avec la plus grande douceur; il y est en-
touré de tous les soins minutieux qu'on n'accorde
qu'à un être qu'on chérit et qu'on aime.

Ce peu de mots renferme toute l'énigme. Car
tous ces grands avantages sont encore et ont toujours été refusés au cheval militaire français.

Mais sans aller si loin, pourquoi les grands
éleveurs des divers départements de la France,
l'administration des haras, par exemple, qui élève
et entretient un nombre considérable de chevaux
de tout âge, comme de tout sexe et de différentes ra-
ces, ne connaît-elle cette maladie que de nom ? c'est
toujours par des raisons et des motifs analogues;
c'est que chez elle tout y est avamment et heureusement combiné pour le bien-être constant des
chevaux. Aussi, que l'on compare un instant leur
hygiène avec celle du cheval militaire, et l'on restera péniblement frappé de leur énorme différence.

Pourquoi ne vouloir nourrir le cheval militaire qu'avec des substances de second ordre, ce qui donne aux fournisseurs la latitude d'en livrer souvent et pour l'ordinaire de la plus mauvaise comsition possible, par la manutention qu'ils opèrent dans les magasins?

Il y a ici perte réelle. Au lieu que si l'on tenait strictement la main à ce que leurs aliments fussent constamment de la première qualité sous tous les rapports, il en résulterait un avantage immense. On éprouverait peu de pertes. Rien en France ne peut s'y opposer; il ne faut ici qu'une ferme volonté; car la France les possède à peu près partout.

Pourquoi ne pas rendre les écuries plus saines, par le moyen tout simple d'éviter les encombrements toujours si nuisibles aux chevaux qu'on y entasse? Pourquoi ne pas réserver à chaque cheval un espace de cinq pieds à l'écurie? S'il en était ainsi, ils respireraient et absorberaient un air plus sain dont ils ont si essentiellement besoin pour le maintien de l'équilibre de leurs fonctions et de leur santé. Ils jouiraient en outre des douceurs d'un repos qui leur est indispensable, et dont on ne saurait les priver sans qu'il soit porté une atteinte profonde à leurs forces, à leur vigueur, à leur santé encore. Car sans changer maintenant toutes les dispositions des divers quartiers de cavalerie que la France possède, ce qui la conduirait à une dépense énorme, et en attendant qu'on puisse y arriver, il serait toujours très avantageux aux chevaux : que l'administration de la guerre ordonnât : 1° de les espacer davantage; 2° de faire élever le sol, et conséquemment les plafonds, de celles qui sont trop basses, mal aérées et humides; 3° de faire fermer les petites ou grandes ouvertures dont l'exposition est reconnue mauvaise et d'en faire pratiquer de nouvelles, en plus grand nombre, dans de grandes dimensions, dans la direction de plus heureuses expositions, de manière qu'elles fussent assez haut percées pour se trouver au niveau des plafonds, afin de faciliter l'issue des émanations gazeuses les plus légères, qui sont retenues en permanence dans les écuries, n'ayant aucune sortie possible; 4° de pratiquer des ventilateurs dans toutes celles où la chose serait possible, proportionnés en nombre à la grandeur de ces écuries, comme à la quantité d'animaux qu'on prétendrait y loger; 5° de renoncer pour toujours à celles qui ne pourraient pas être améliorées et où la santé des chevaux se trouve toujours compromise, soit qu'on ne puisse pas les aérer on qu'elles soient à la fois froides et humides par la force des choses.

Or je me résume et je dis : 1° Qu'il est urgent que les écuries soient assainies; 2° que les chevaux soient plus abondamment nourris et de denrées en tout point de première qualité ; 3° que les remontes soient plus consciencieuses, par conséquent les chevaux mieux choisis ; 4° que le travail soit plus régulier, sans excéder les forces des chevaux et jamais fait par accoup; que les chevaux soient séchés et couverts en rentrant; 5° que tous les chevaux soient barrés à l'écurie, et aient chacun un espace de cinq pieds; 6° que le pansement de la main, les soins généraux et particuliers éprouvent une réforme complète, qu'une nouvelle et meilleure hygiène vienne enfin mettre un terme à cette calamité.

Je ne saurais terminer ce travail sans faire remarquer à M. le ministre de la guerre que par les premiers moyens que j'ai indiqués, j'ai constamment guéri le cinquième des chevaux de troupes qui m'ont été confiés, malgré l'état d'incurabilité avancé, dans lequel ils m'ont été remis ; que par les nouveaux moyens que je propose aujourd'hui, mais surtout employés à l'époque maladive que je précise, on pourra compter régulièrement sur la guérison de soixante à quatre-vingts chevaux sur cent. J'offre d'en opérer et d'en démontrer la

preuve aussitôt qu'il plaira à M. le ministre de
consentir à m'y autoriser, et qu'il daignera m'ac-
corder cette marque de faveur et de confiance,
que je sollicite dans l'intérêt majeur de l'armée
et de la France en général.

Je laisse maintenant à la sagesse de **M.** le ministre de la guerre le soin d'en apprécier toute
la haute portée.

Puisse le résultat de mes longs travaux et de mes
profondes recherches sur la guérison de cette affreuse maladie, devenir d'une utilité générale à
notre belle patrie!

Mon but sera rempli.

Treizième et dernier article.

Comme il arrive très souvent que cette maladie
se termine par le coryza gangréneux, improprement nommé encore (morve aiguë); guidé par un
sentiment purement philantrophique et dans le
but de rassurer la partie de la population française
qui a été profondément timorée par le dire de
quelques journaux qui ont avancé que la première de ces deux affections était contagieuse du
cheval à l'homme, en donnant lieu, chez lui, au
développement de la seconde: pour prouver à
l'Europe entière que cette assertion est physique-

ment impossible, par la nature même de la première de ces deux maladies, puisqu'elle n'est seulement pas contagieuse du cheval au cheval, où il y a certainement toute identité de nature et de rapport; que si cette maladie dégénérée a été observée chez l'**homme, ce** n'est point une raison qui doive étonner; il n'ya rien en cela qui doive effrayer; attendu qu'il est prouvé qu'elle est chez lui, sporadique comme chez le cheval, puisqu'elle a été observée sur des personnes qui jamais de leur vie n'avaient mis le pied dans aucune écurie, ni jamais abordé de chevaux; que pour qu'elle se montre sur l'espèce humaine, il faut nécessairement que l'homme se trouve placé sous les mêmes conditions hygiéniques qui la provoquent sur le cheval, attendu encore que chez celle-ci, elle est souvent aussi sporadique.

Or s'il y avait réellement contagion du cheval à l'homme, que de vétérinaires civils et surtout militaires, tant français] qu'étrangers, que de cavaliers de toute arme et de tous les pays, préposés pendant longues années au service des infirmeries de ces chevaux, auraient péri victimes de cette fausse et chimérique contagion, tandis que les annales de la médecine militaire ne rapportent ni un seul fait ni un seul cas de mort pour cette cause.

L'inoculation même de la matière purulente écoulée par les naseaux n'a pu la reproduire.

Voici le fait:

M. Casse, vétérinaire, à Nancy, qui en 1839, eut la bonté de me seconder dans la première expérience que je fus autorisé à faire sur des chevaux de troupes, se coupa, sans le vouloir, à l'articulation de la première et de la seconde phalange de l'index droit, et n'en continua pas moins pour cela à soigner lui-même les malades.

Qu'en résulta-t-il?

C'est qu'au bout de peu de jours il éprouva tous les phénomènes généraux et particuliers qui se dessinent à la suite de l'introduction d'une matière animale non virulente, mais en putréfaction, dans une économie saine, et qu'il n'éprouva et ne démontra jamais le moindre signe, le moindre symptôme de la maladie dont étaient affectés les chevaux qui étaient confiés à nos soins. J'invoque, à ce sujet, le témoignage de messieurs les docteurs médecins qui lui ont donné leurs soins assidus.

Ce sont MM. Toussaint, de St-Nicolas-du-Port, près Nancy, MM. Chaken et Larcher, de Nancy, et M. le chirurgien-major du deuxième carabiniers, alors en garnison dans cette ville.

En conséquence, je viens, à cet effet, proposer à